COVID-19
同类传染性疾病
放射防疫流程图解

李优伟 席家宁 公维军 主编

U0332865

清华大学出版社
北 京

内 容 提 要

本书以《COVID-19同类传染性疾病诊治指南》为依据，结合流行病学、康复医学等相关学科和当前实际工作，遵循预防和保护的基本原则，为综合康复医院放射科人员在疫情期间如何接待和服务患者以及如何自我保护提供理论体系。

本书共分七章，以图文结合的形式详细介绍了放射科的基本防护、登记接诊流程、放射科技师和放射科医师的工作流程、设备和环境消毒以及污染物处理等方面的相关知识，希望能对疫情期间在一线辛勤工作的人员有所帮助。

图书在版编目（CIP）数据

COVID-19同类传染性疾病：放射防疫流程图解 / 李优伟，席家宁，公维军主编 .—北京：清华大学出版社，2020.4

ISBN 978-7-302-55045-7

Ⅰ . ① C… Ⅱ . ①李… ②席… ③公… Ⅲ . ①日冕形病毒 – 病毒病 – 肺炎 放射诊断 – 图解 Ⅳ . ① R563.104-64

中国版本图书馆 CIP 数据核字（2020）第 046676 号

责任编辑：李 君
封面设计：何风霞
责任校对：王淑云
责任印制：杨 艳

出版发行：清华大学出版社
 网 址：http://www.tup.com.cn, http://www.wqbook.com
 地 址：北京清华大学学研大厦 A 座 邮 编：100084
 社 总 机：010-62770175 邮 购：010-62786544
 投稿与读者服务：010-62776969, c-service@tup.tsinghua.edu.cn
 质量反馈：010-62772015, zhiliang@tup.tsinghua.edu.cn
印 装 者：小森印刷（北京）有限公司
经 销：全国新华书店
开 本：185mm×260mm 印 张：8 字 数：182 千字
版 次：2020 年 4 月第 1 版 印 次：2020 年 4 月第 1 次印刷
定 价：39.80 元

产品编号：088150–01

编委名单

主　编　李优伟　席家宁　公维军

副主编　温齐平　王　娟　董清涛

编　者　李优伟　席家宁　公维军　温齐平

　　　　王　娟　董清涛　刘景新　张源芳

　　　　王　勇　何　旋　李　昌　亓立强

　　　　李翠荣　段俊杰　翟鸣春　田嘉齐

　　　　王建国　冯国洋　滕佳岐　陈玉昆

　　　　鹿梦岩　杨　建　李雪娇　刘宇鑫

　　　　李　明　柳云龙　李济扬　贾如冰

　　　　孙凤梅　高　强　郭龙军

前　言　PREFACE

　　抗疫如同战争。孙子曰："胜兵先胜而后求战，败兵先战而后求胜"。因此，战争的胜利是算出来的，而非鲁莽的、赌博式的乱战。战胜疫情同样如此。

　　作为医务工作者，冲锋在疫情的第一线是义不容辞的责任，但要取得这场战争的胜利，必须知彼知己。既然了解新型冠状病毒（SARS-Cov-2）疫情的凶险，就必须首先防护好我们自己。

　　放射科是诊断疫情的关键，做好防护，对于保护放射科人员的实力，以及取得最后的胜利是起码的基础。我和我的同事们根据防疫经验，将防疫步骤以图解的形式给大家予以展示，一目了然，供同道借鉴。不当之处，恳请大家指正！

李优伟

2020 年 2 月 19 日

目　录　CONTENTS

基础护理篇

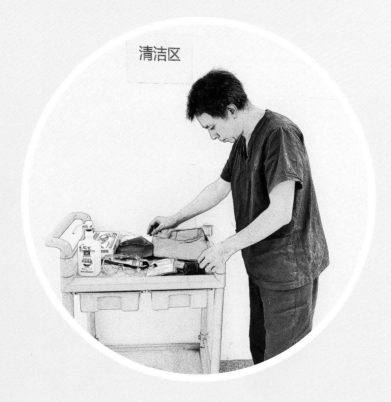

一、防护分级

1．一般防护

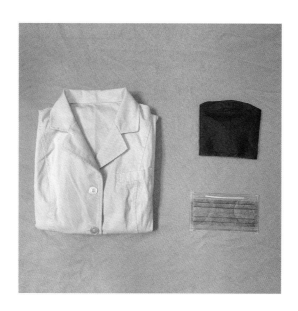

防护用品：工作服、一次性工作帽、医用外科口罩。

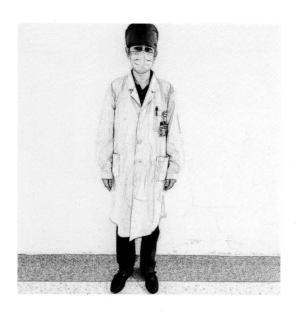

一般防护：穿工作服、戴工作帽、戴医用外科口罩（4 小时更换一次）。适用于不直接接触患者的诊断医师。

2．一级防护

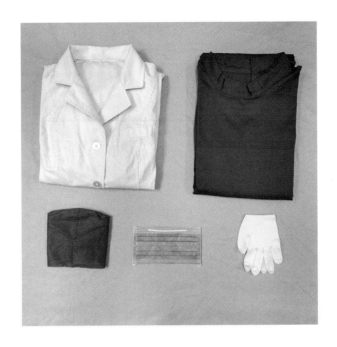

防护用品：一次性隔离衣、一次性工作帽、医用外科口罩及乳胶手套。

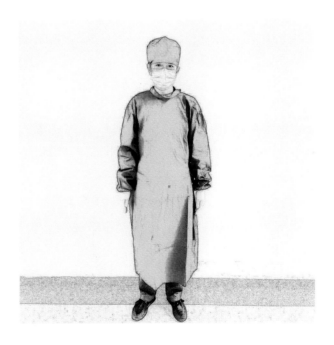

一级防护：穿工作服（预检分诊必要时穿一次性隔离衣），戴一次性工作帽及医用外科口罩（4小时更换一次）、戴一次性乳胶手套。

适用于放射科分诊台的护士、为非发热患者做影像检查的技师。

3．二级防护

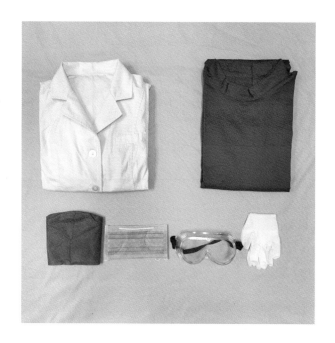

防护用品：一次性隔离衣，一次性工作帽、医用外科口罩、乳胶手套及护目镜。

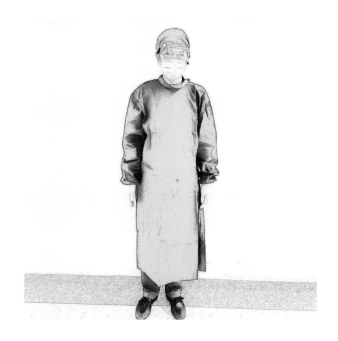

二级防护：戴一次性工作帽、医用外科口罩（根据接触患者频次及时更换），戴防护眼镜或面罩（防雾型）、穿隔离衣、戴一次性乳胶手套。适用于为无明确流行病学接触史的发热患者做影像检查的技师。

4. 三级防护

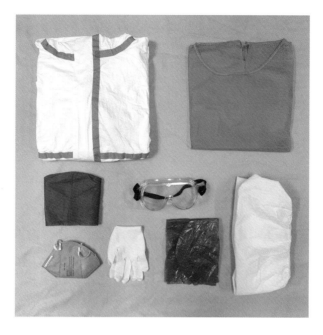

防护用品：防护服、一次性隔离衣、一次性工作帽、护目镜、乳胶手套、N95 医用防护口罩、鞋套及靴套。

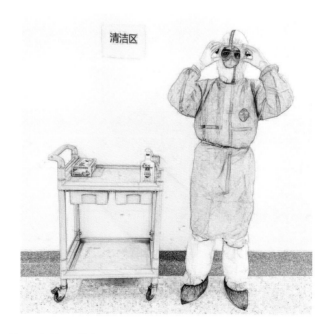

三级防护：戴一次性工作帽、N95 医用防护口罩、戴防护面罩、穿防护服、戴一次性乳胶手套、穿一次性鞋套。适用于为有流行病学接触史的发热患者做影像检查的技师。

二、七步洗手法

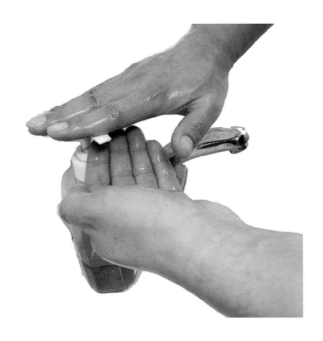

首先流水湿润双手，涂抹洗手液（或肥皂）。

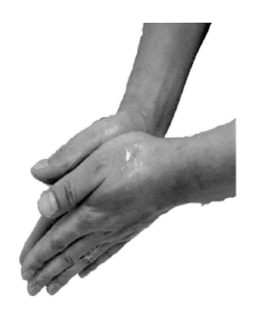

第 1 步 洗手掌：掌心相对，手指并拢相互摩擦（＞15 秒）。

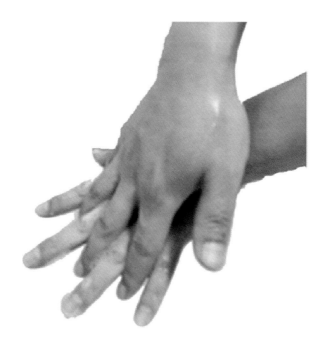

第 2 步 洗背侧指缝：手心对手背沿指缝相互搓擦，双手交换进行（＞15 秒）。

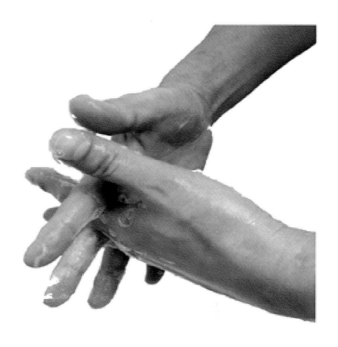

第 3 步 洗掌侧指缝：掌心相对，双手交叉沿指缝相互摩擦（＞15 秒）。

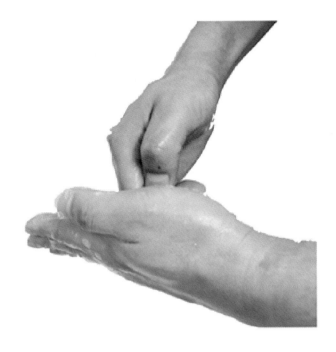

第 4 步 洗指背：弯曲手指半握拳于掌心旋转搓擦，双手交换进行（＞15 秒）。

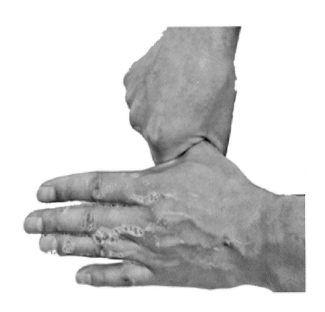

第 5 步 洗拇指：一手握另一手大拇指旋转搓擦，双手交换进行（＞15 秒）。

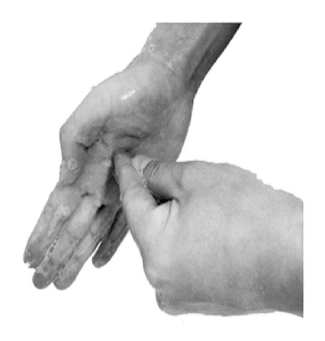

第 6 步 洗指尖：指尖合拢在另一掌心旋转搓擦，双手交换进行（＞15 秒）。

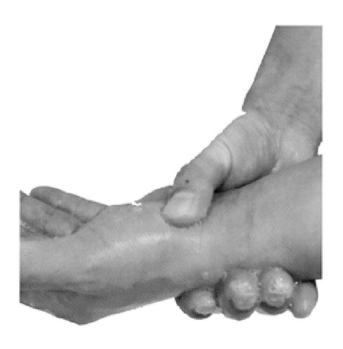

第 7 步 洗手腕：腕关节上 5cm 即可，双手交换进行（＞15 秒）。

三、穿脱防护服

1. 穿防护服

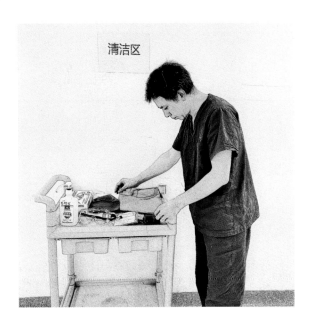

① 检查防护物品是否齐全。

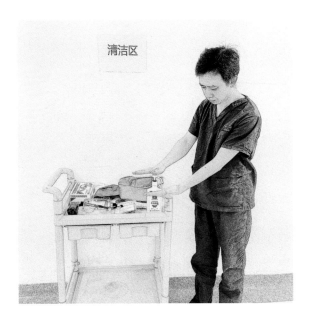

② 手卫生：七步洗手法。

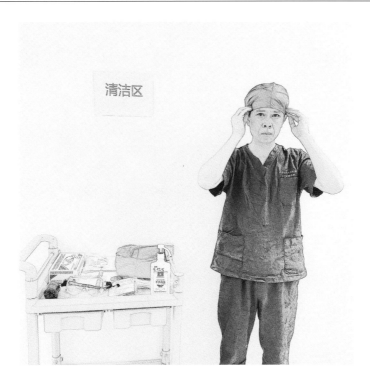

③ 戴一次性工作帽。

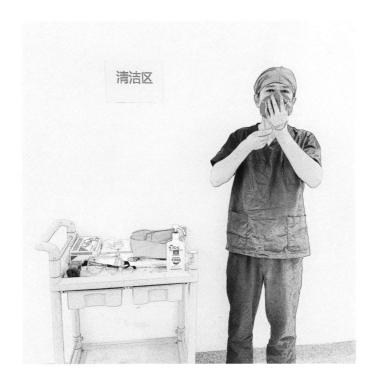

④ 佩戴 N95 医用防护口罩。

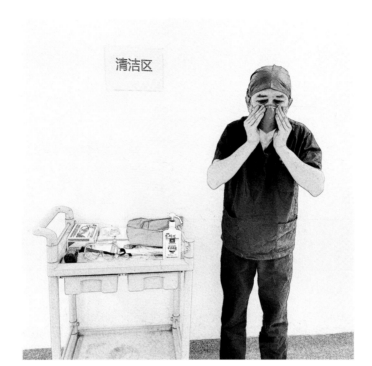

⑤ 进行漏气试验，确保口罩密闭性良好。

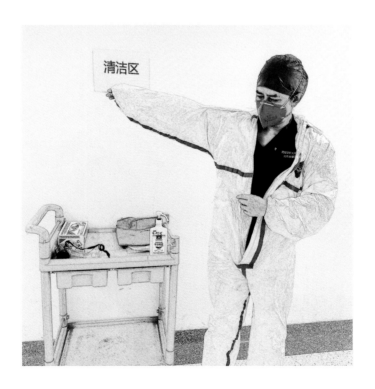

⑥ 穿防护服：检查防护服完整性，穿入裤腿后，上提防护服，穿入衣袖。

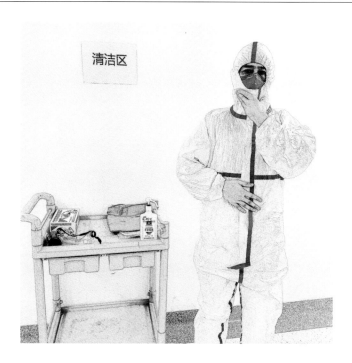

⑦戴防护服帽子，拉好拉锁，由下至上检查密闭性，并粘贴领口。

注意：穿防护服一定确保拉链前面胶带严密。

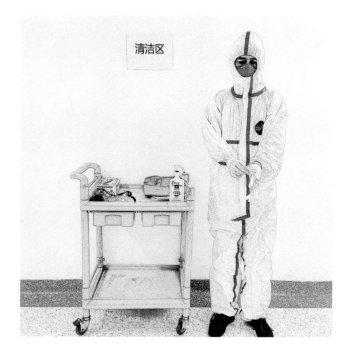

⑧戴乳胶手套：检查手套完整性，戴双侧手套。

注意：手套上缘要盖住防护服袖口下缘3～5cm。

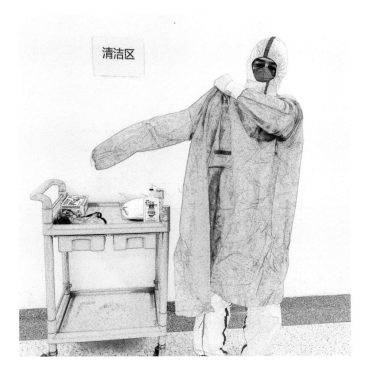

⑨ 穿一次性隔离衣：内面朝向自己，穿好两个衣袖。系好领口及腰带。

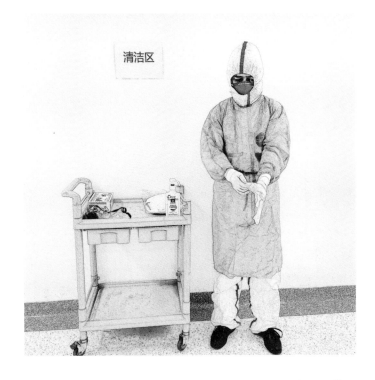

⑩ 再次戴乳胶手套。注意手套上缘要盖住一次性隔离衣袖口下缘 3～5cm。

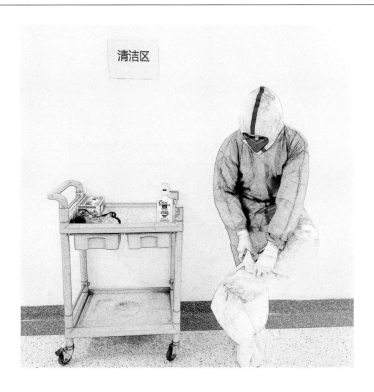

⑪ 分别穿好左右靴套。

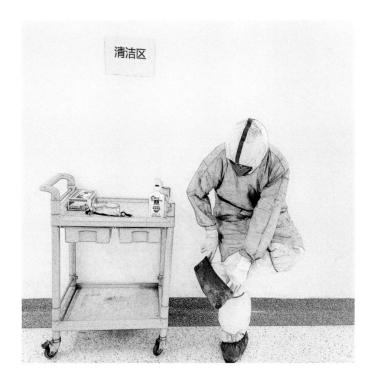

⑫ 分别穿好左右鞋套。

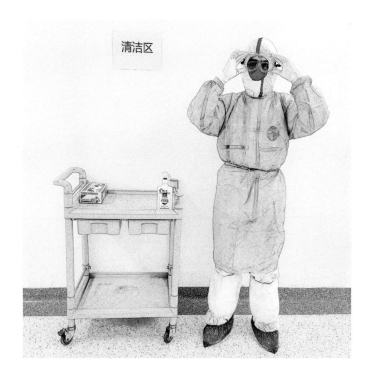

⑬ 戴护目镜，再次检查穿戴严密性。

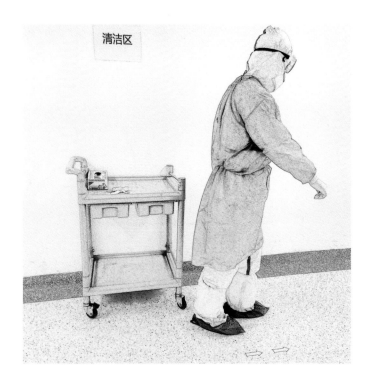

⑭ 按提示方向从清洁区进入半污染区和污染区。

2．脱防护服

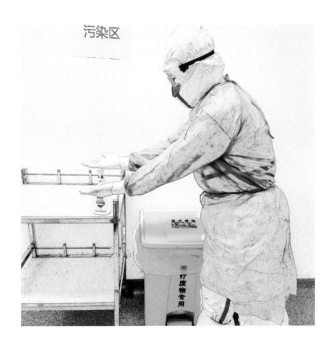

① 在污染区进行手卫生。

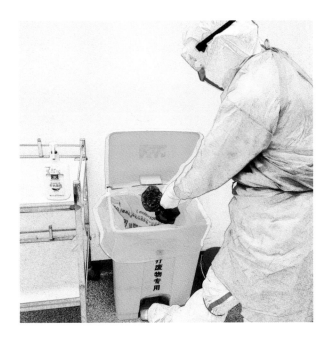

② 脱下鞋套，投入黄色垃圾桶。

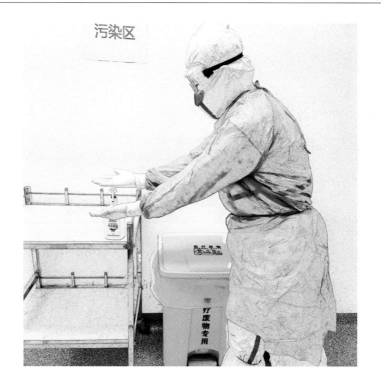

③ 再次进行手卫生。

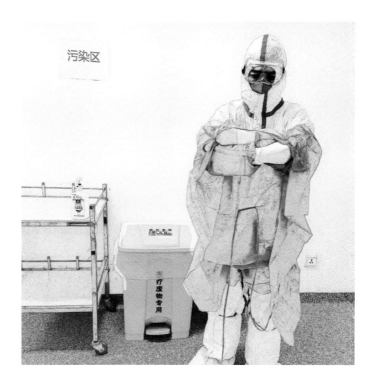

④ 脱一次性隔离衣：打开领口及腰带，隔离衣连同外层手套一并脱下。

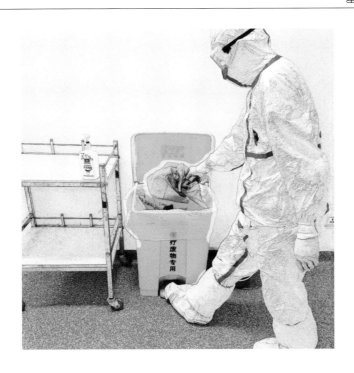

⑤ 脱下的隔离衣由内向外卷起，投入黄色垃圾桶。

注意：脱一次性隔离衣的过程中不要触碰隔离衣内层。

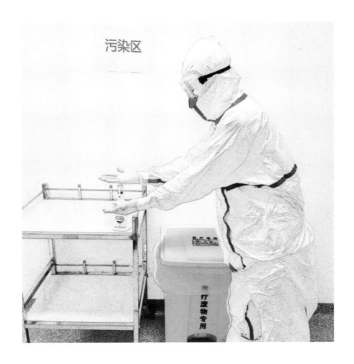

⑥ 再次手卫生。

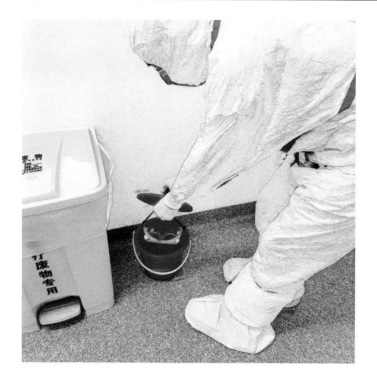

⑦ 摘下护目镜，浸泡在 1000mg/L 浓度的含氯消毒液内。

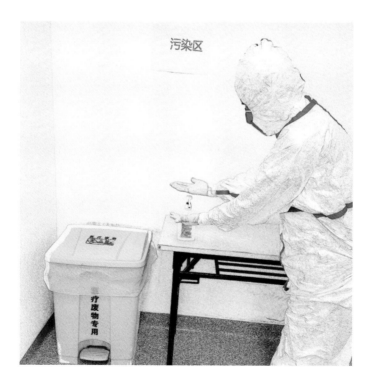

⑧ 再次手卫生。

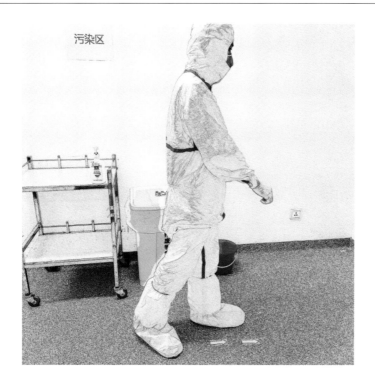

⑨ 按提示方向由污染区进入半污染区。

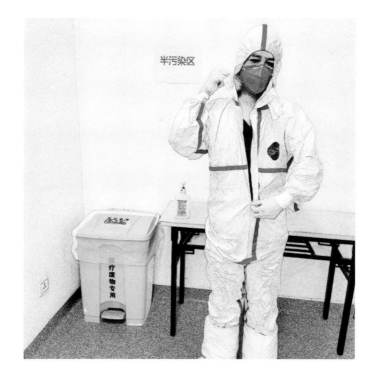

⑩ 脱防护服：打开领口，拉锁向下拉至底部。

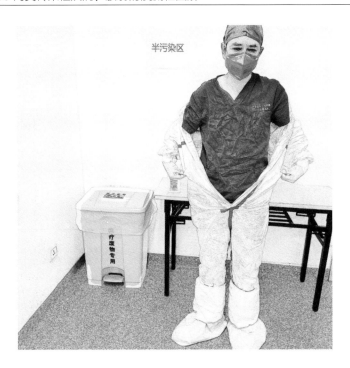

⑪ 手抓防护服肩部的外侧，向左右拉扯暴露双肩。将防护服连同内层手套一并脱下。

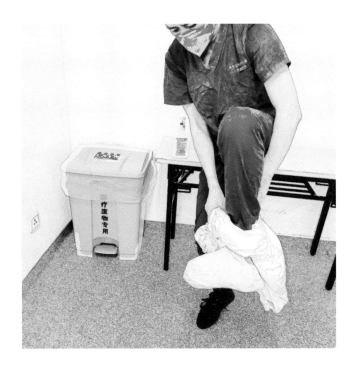

⑫ 防护服由内向外卷起，逐步向下连同靴套一并脱下。

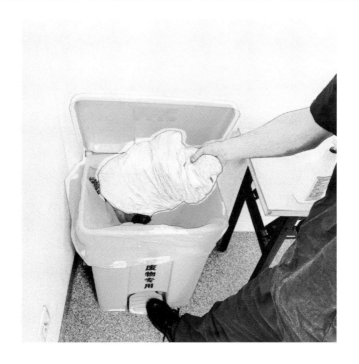

⑬ 将脱下的防护服投入黄色垃圾桶。
注意：脱防护用品动作要轻柔，避免产生气溶胶。

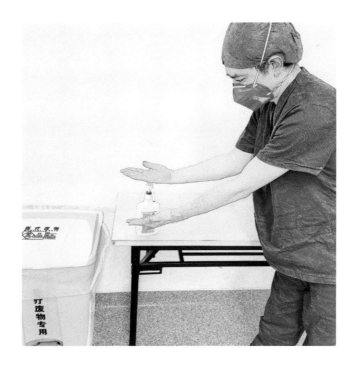

⑭ 再次手卫生。

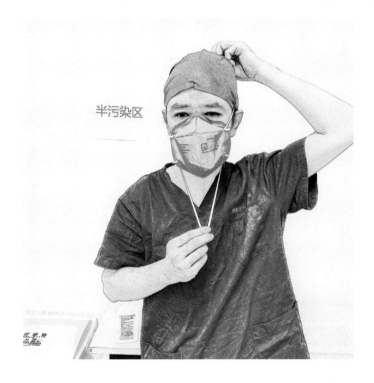

⑮ 摘 N95 口罩。

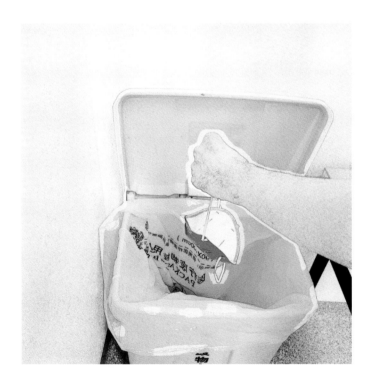

⑯ 将口罩投入黄色垃圾桶。

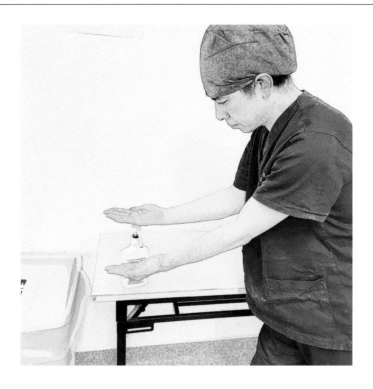

⑰ 再次手卫生。

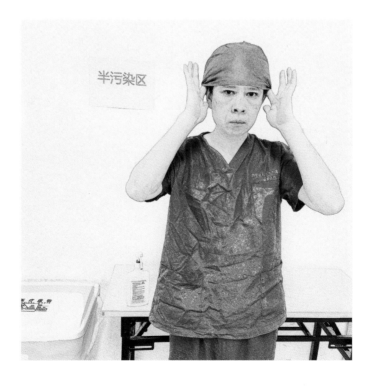

⑱ 摘一次性工作帽。

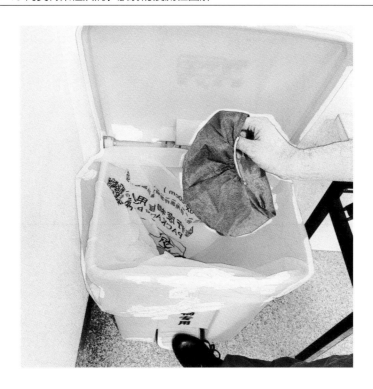

⑲ 将帽子投入黄色垃圾桶。

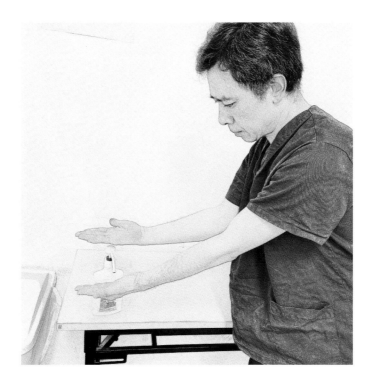

⑳ 再次手卫生。

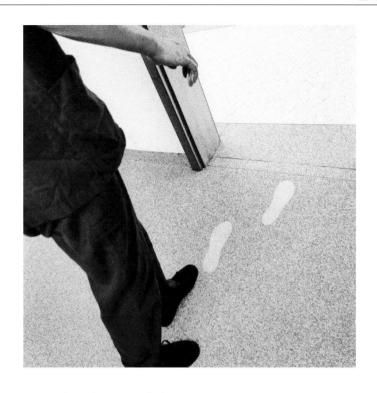

㉑ 按提示方向由半污染区返回清洁区。

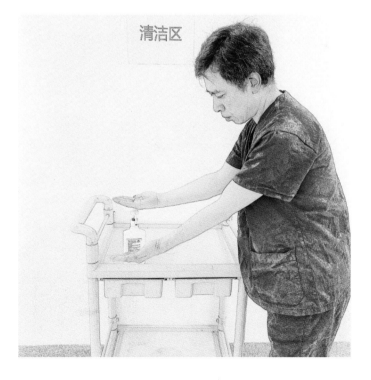

㉒ 在清洁区进行最后一次手卫生。

登记接诊篇

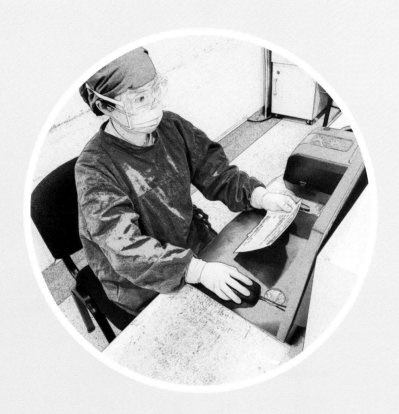

一、接诊区划分

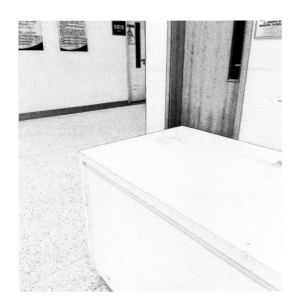

第一分诊区

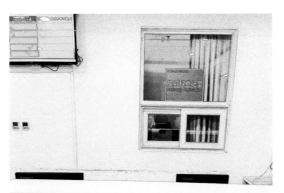

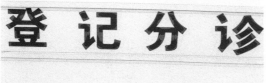

第二分诊区

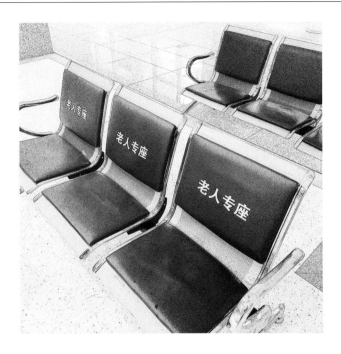

候诊区

患者等候检查流程图:

① 先到第一分诊区,测量体温,接受流行病学调研。体温正常,没有疫区居住或旅行史,进入第二分诊区。

② 第二分诊区登记、准备检查。

③ 进入候诊区,等候检查。

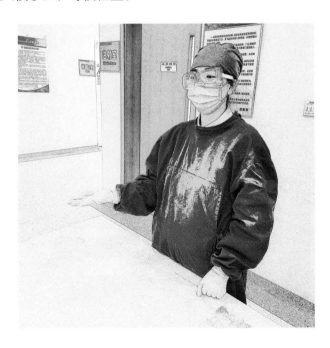

分诊台护士实施二级防护。

二、具体流程

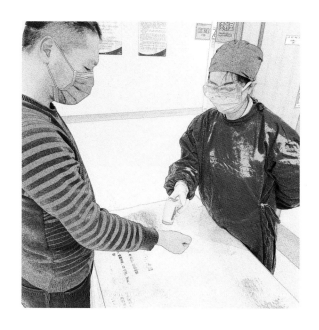

① 接诊护士在第一分诊区确定患者戴口罩后，为患者测量体温。

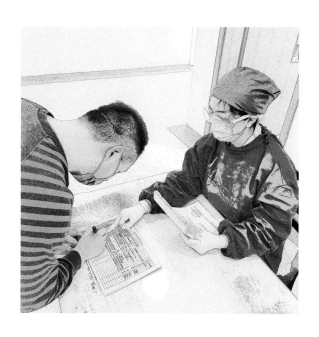

② 护士在第一分诊区问询流行病学史并填表。

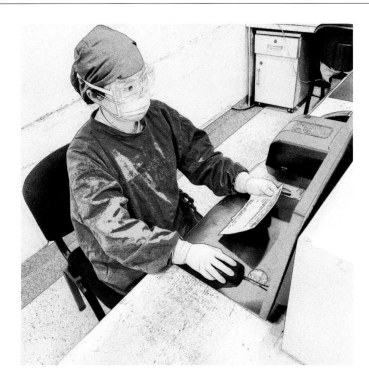

③ 护士在第二分诊区为患者登记检查信息。

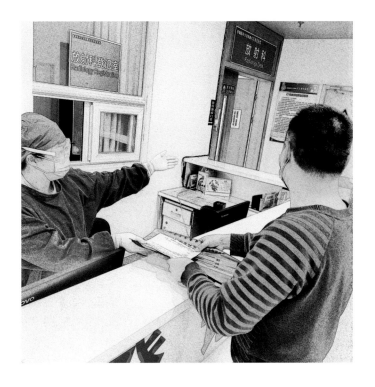

④ 导引患者等候或检查。

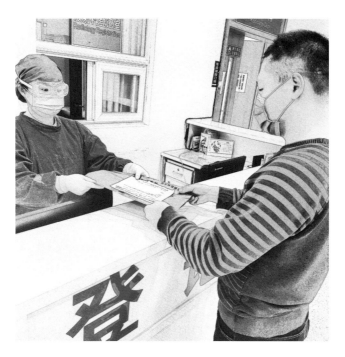

⑤ 患者检查结束后，护士告知患者如何取结果。

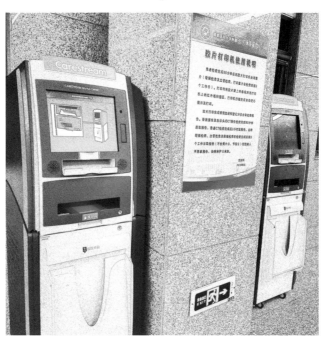

技师工作篇

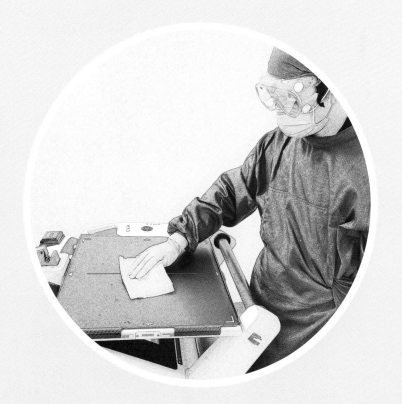

一、急诊疑似患者及发热患者床旁拍片

1. 急诊疑似患者床旁拍片

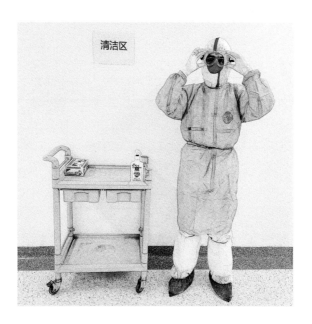

① 疫情期间，遇发热患者，技师应采取三级防护。

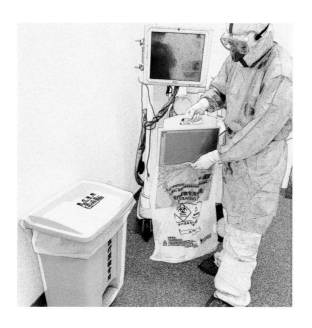

② 为了避免污染影像板，影像板外应套黄色垃圾袋。

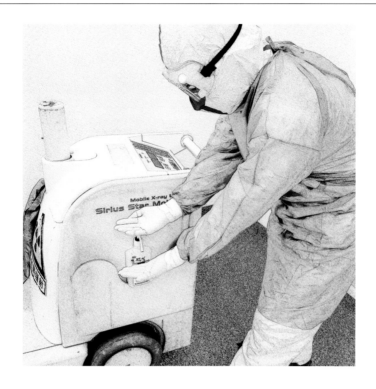

③ 摆位完成后，严格执行手卫生。

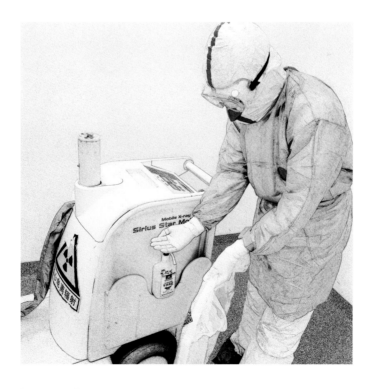

④ 拍完床旁，将影像板外的黄色垃圾袋消毒。

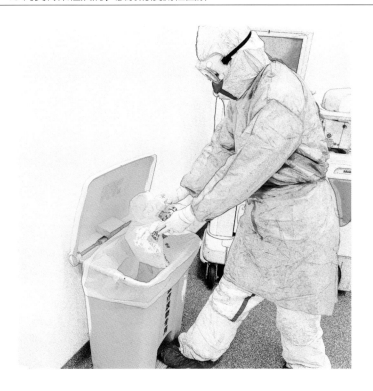

⑤ 将黄色垃圾袋取下并投入黄色垃圾桶内。

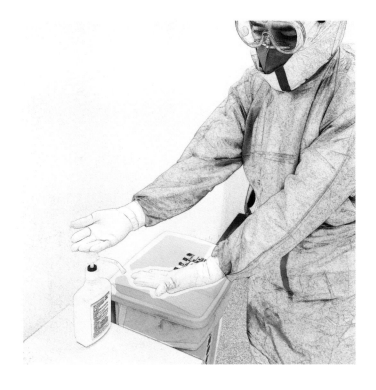

⑥ 再次手卫生。

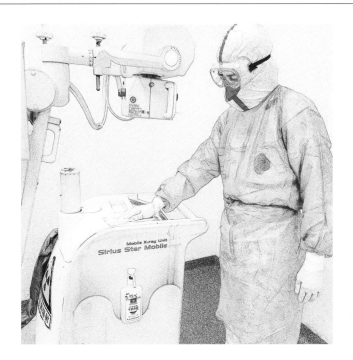

⑦将设备及影像板按照设备消毒标准进行消毒。

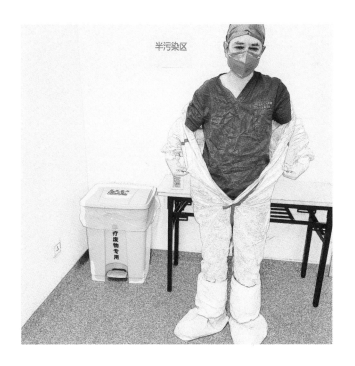

⑧在半污染区依次脱去防护用品，并将脱去的防护用品投入黄色垃圾袋内，按要求终末消毒。

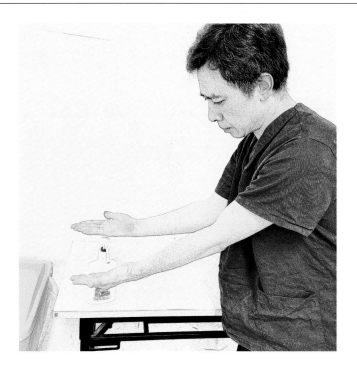

⑨ 做好手卫生。

2. 住院发热患者（经三级预检分诊排除新冠患者）床旁拍片

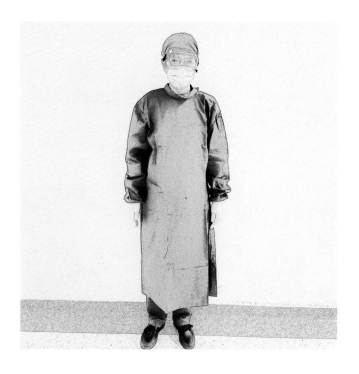

① 技师常规采取二级防护措施。

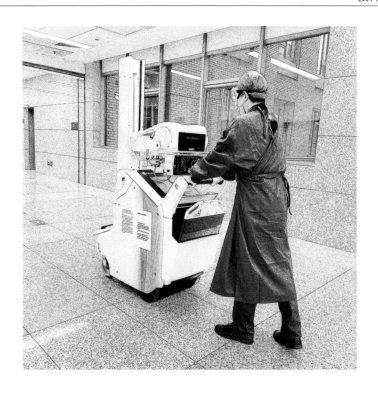

② 进入病房为患者拍照。

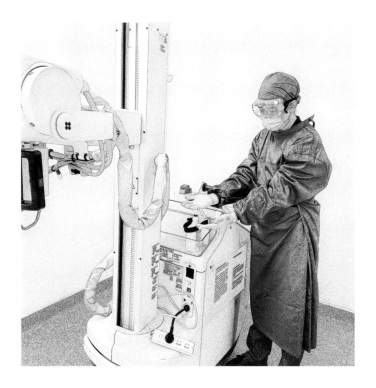

③ 摆位完成后严格执行手卫生。

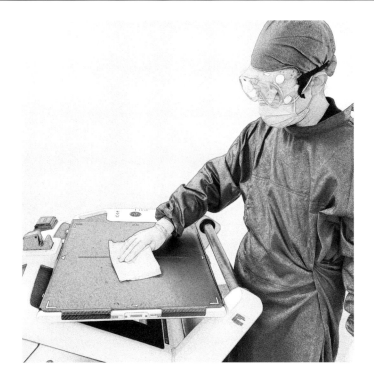

④ 床旁拍摄完成后，将设备及影像板消毒。

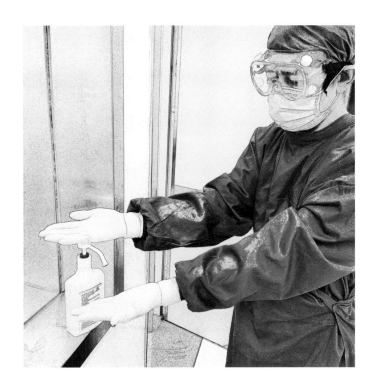

⑤ 再次手卫生。

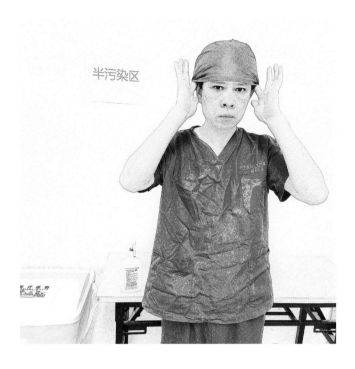

⑥ 按照操作顺序脱去防护衣物，并将脱去的防护用品投入黄色垃圾袋内，按要求处理。

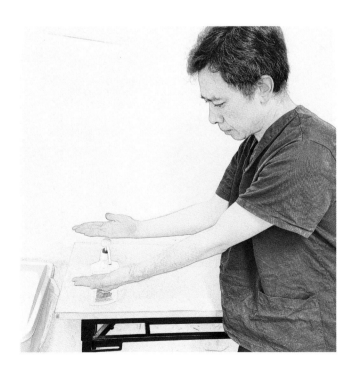

⑦ 做好手卫生。

二、门诊患者检查

1. DR 拍片

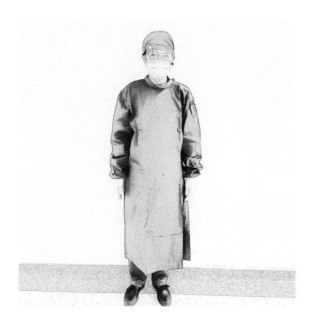

① 技师常规采取二级防护措施。

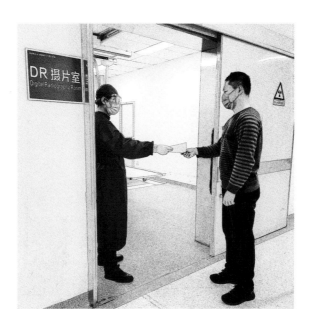

② 技师接到申请单后仔细阅读并询问流行病学史及有无发热。

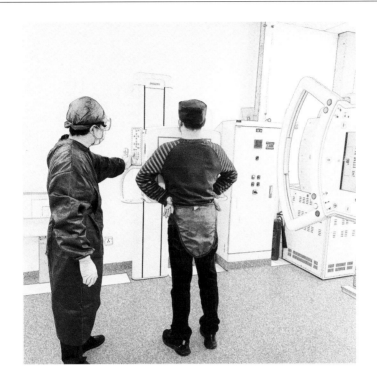

③ 根据临床提供的病史，按照医生开具的检查项目摆位。

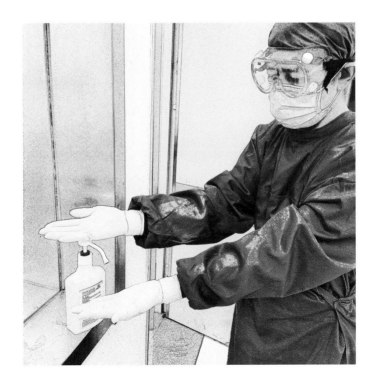

④ 摆位后严格执行手卫生。

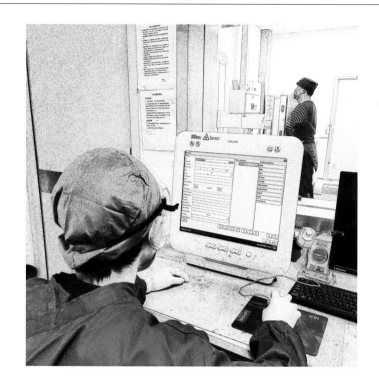

⑤ 操作台选择患者信息及投照部位进行投照。

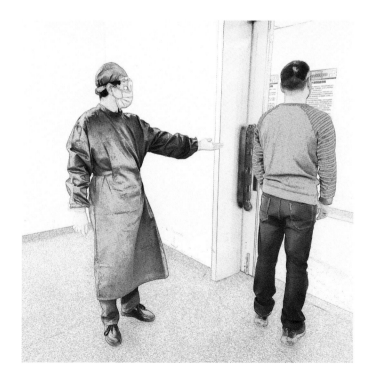

⑥ 检查完成后指引患者在候诊区等待片子和报告。

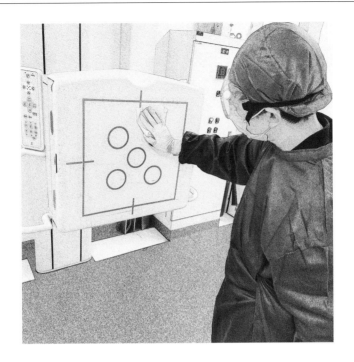

⑦ 患者离开后，将设备及影像板消毒。

2. CT 检查

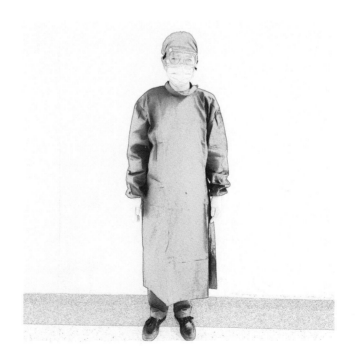

① 技师常规采取二级防护措施。

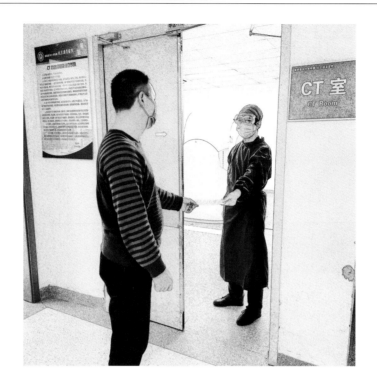

② 技师接到申请单后仔细阅读并询问流行病学史及有无发热。

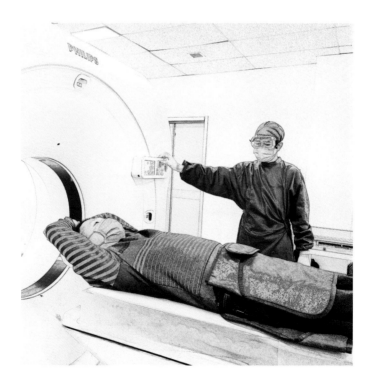

③ 仔细核对检查项目并摆位。

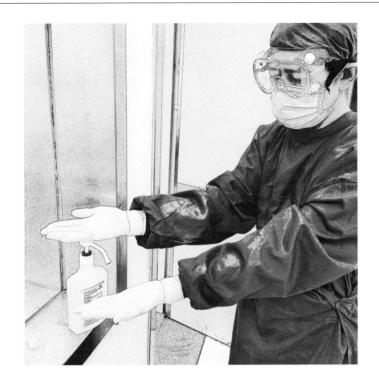

④ 摆位后严格执行手卫生。

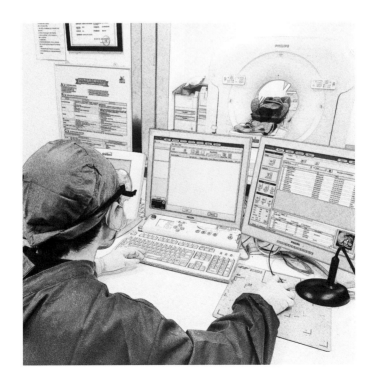

⑤ 手卫生后，仔细核对患者信息并扫描。

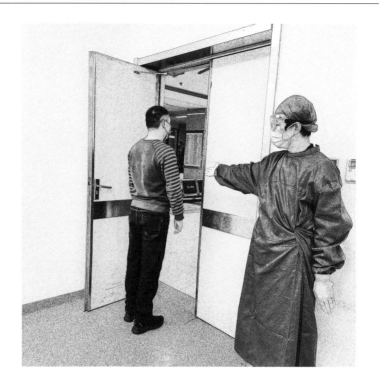

⑥ 扫描结束嘱患者在候诊区等待片子和报告。

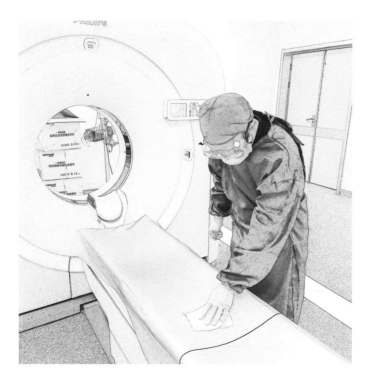

⑦ 患者离开后，将设备及检查床面消毒。

3. MR 检查

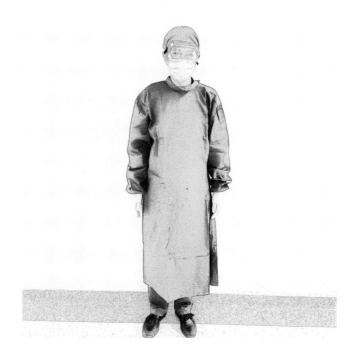

① 技师常规采取二级防护措施。

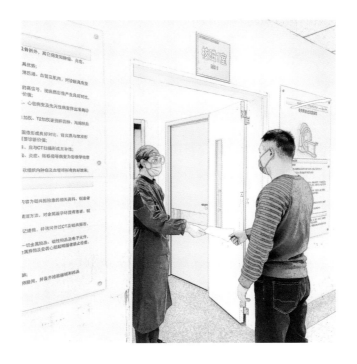

② 技师接到申请单后仔细阅读并询问流行病学史及有无发热。

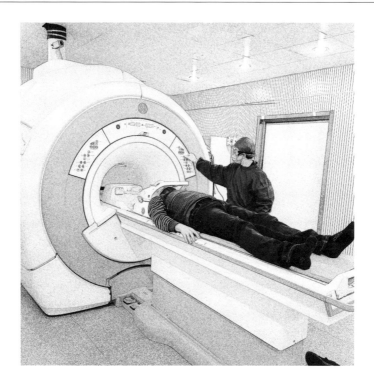

③ 仔细核对检查项目并摆位。

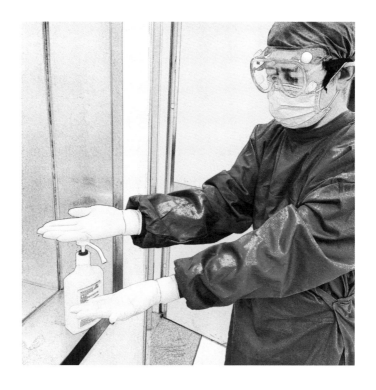

④ 摆位后严格执行手卫生。

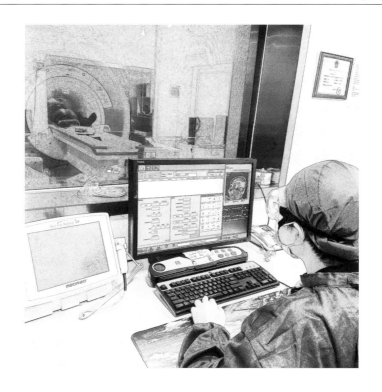

⑤ 手卫生后，操作台选择患者信息并扫描。

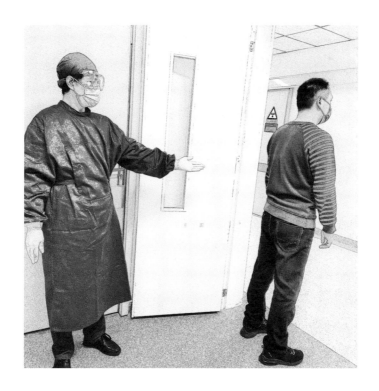

⑥ 检查完成后指引患者在候诊区等待片子和报告。

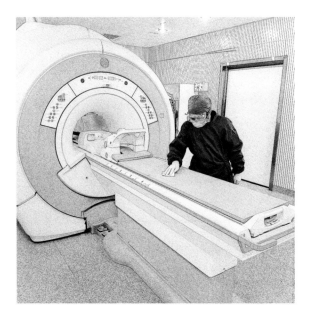

⑦ 患者离开后，将设备及检查床面消毒。

三、住院患者检查

为了避免交叉感染，住院患者应用另外一套设备进行检查。

1. DR 拍片

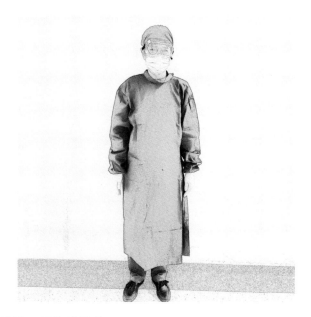

① 技师常规采取二级防护措施。

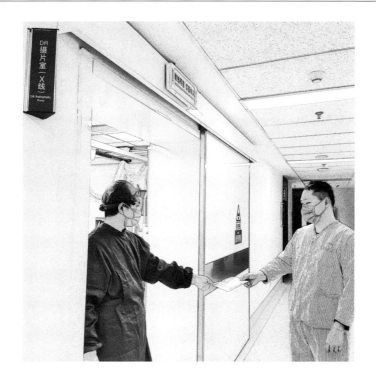

② 技师接到申请单后仔细阅读申请单并询问流行病学史及有无发热。

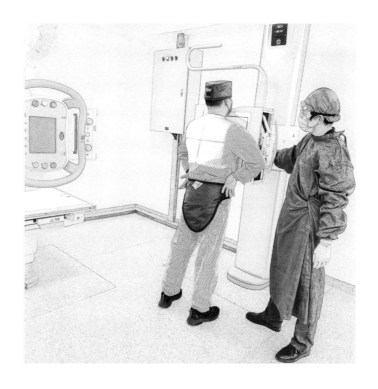

③ 技师根据申请单要求进行摆位。

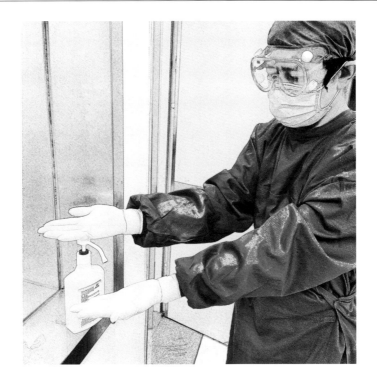

④ 摆位后严格执行手卫生。

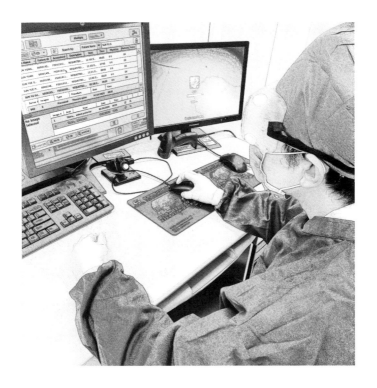

⑤ 手卫生后，在操作台上选择患者信息及投照部位进行投照。

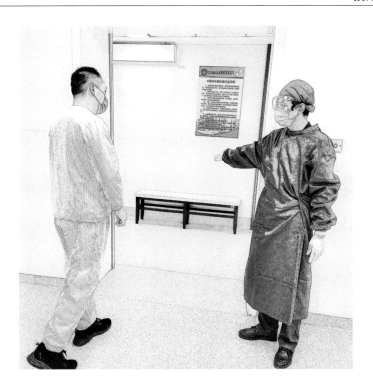

⑥ 检查完成后嘱患者尽快离开机房。

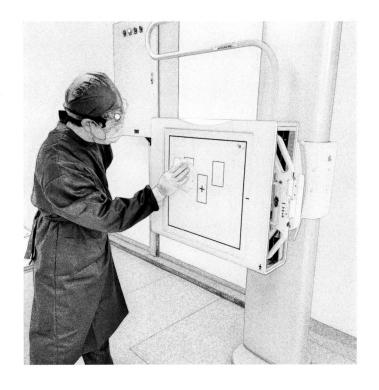

⑦ 患者离开后，将设备及影像板消毒。

2．CT 检查

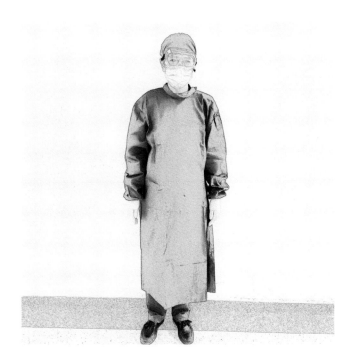

① 技师常规采取二级防护措施。

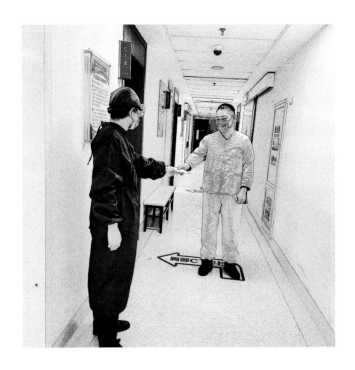

② 技师接到申请单后仔细阅读申请单并询问流行病学史及有无发热。

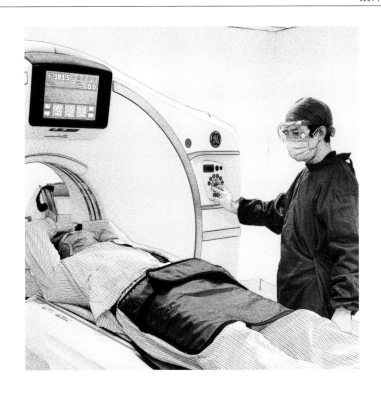

③ 仔细核对检查项目并摆位。

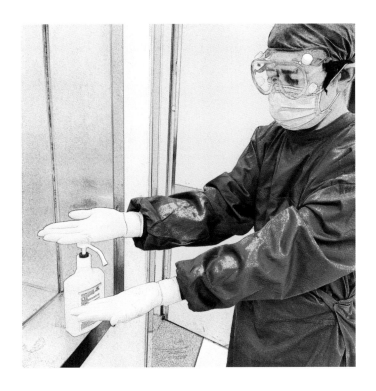

④ 摆位后严格执行手卫生。

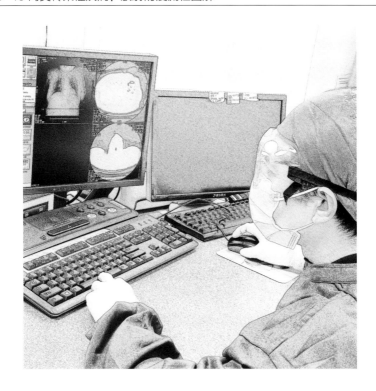

⑤ 手卫生后，操作台选择患者信息并予以扫描。

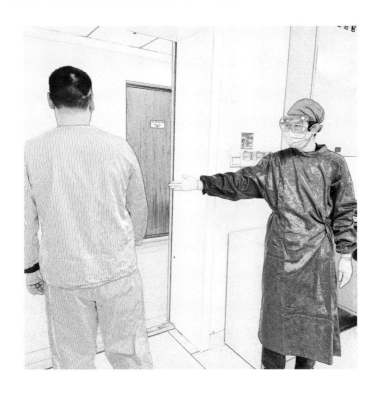

⑥ 扫描结束后，嘱患者尽快离开机房。

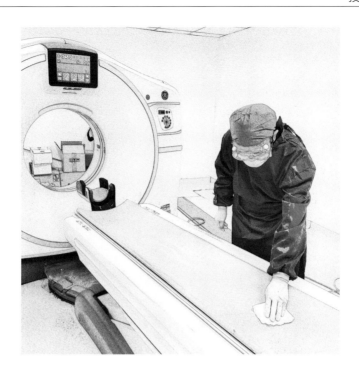

⑦ 患者离开后，将设备及检查床面消毒。

3. MR 检查

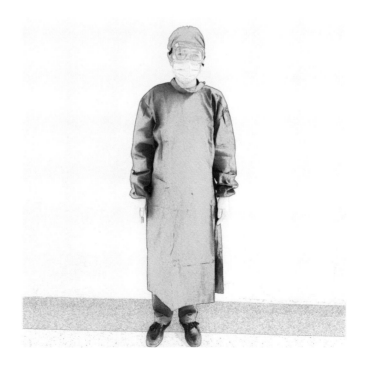

① 技师常规采取二级防护措施。

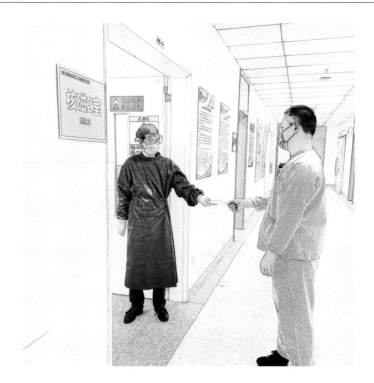

② 技师接到申请单仔细阅读申请单并询问流行病学史及有无发热。

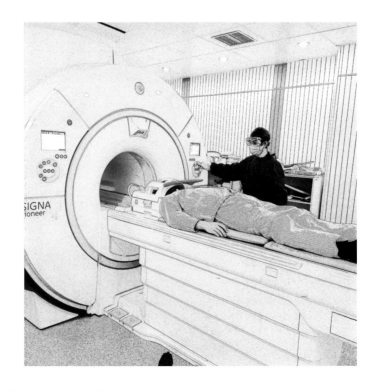

③ 仔细核对检查项目并摆位。

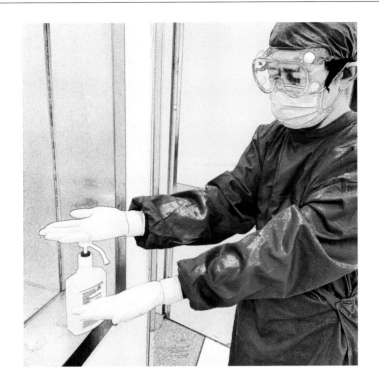

④ 摆位后严格执行手卫生。

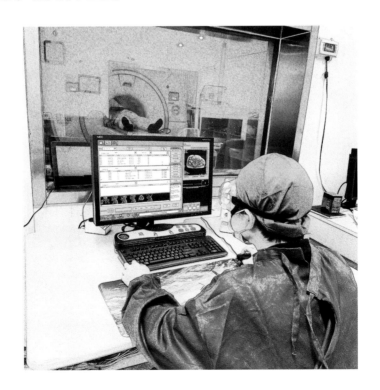

⑤ 手卫生后，操作台选择患者信息并予以扫描。

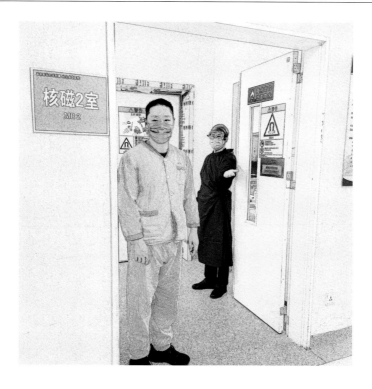

⑥ 扫描结束嘱患者尽快离开机房。

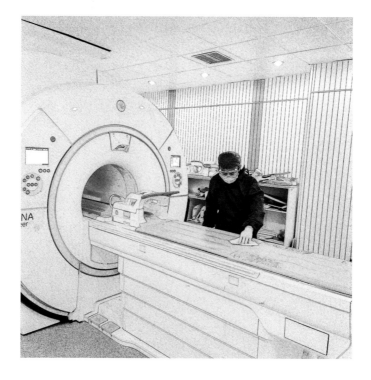

⑦ 患者离开后，将设备及检查床面消毒。

医师工作篇

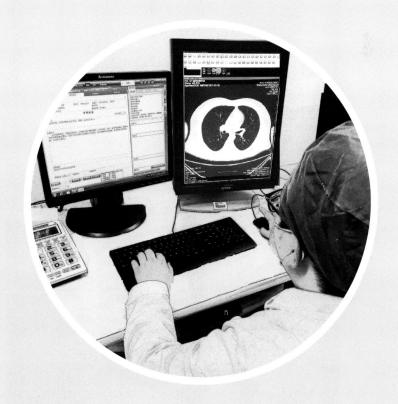

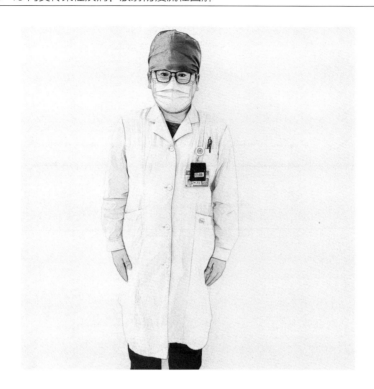

诊断医师防护：采用一般防护，穿工作服、戴工作帽、戴医用外科口罩。

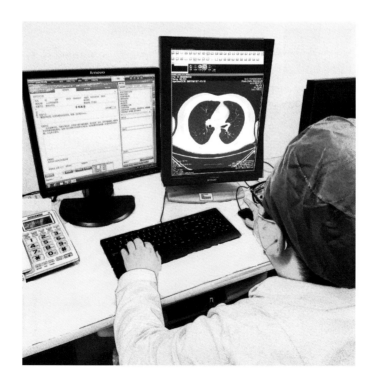

① 不是新型冠状病毒肺炎患者，主治医师阅片后书写报告。

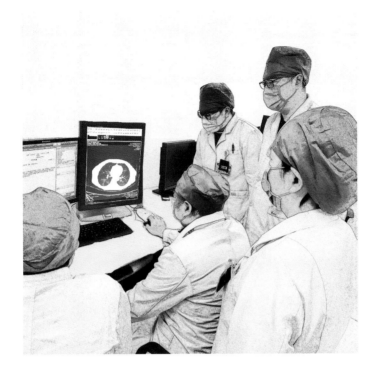

② 怀疑新型冠状病毒肺炎患者，应组织科内专家讨论。

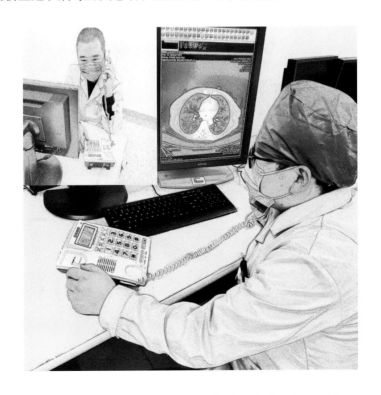

③ 经科室专家会诊后仍然疑似新型冠状病毒肺炎患者，按照危急值流程电话上报。

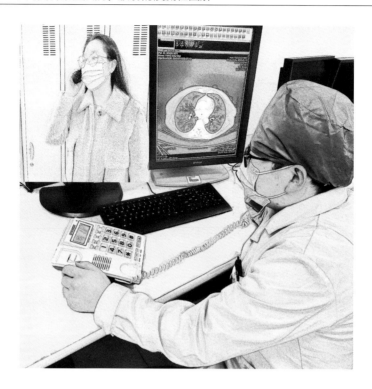

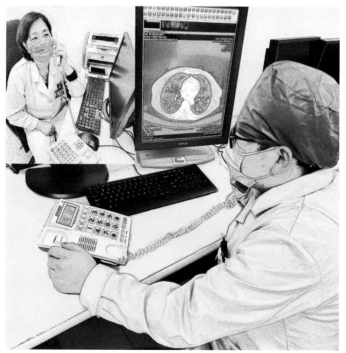

④ 电话通知保卫科、医务科、防感控办公室等相关科室。

设备消毒篇

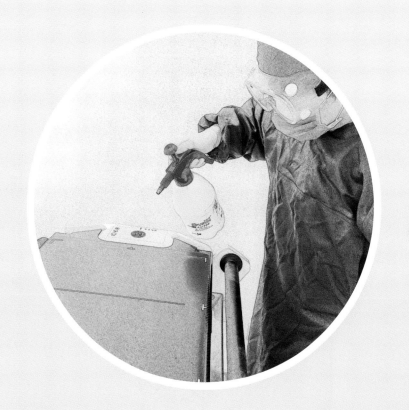

所需消毒物品：

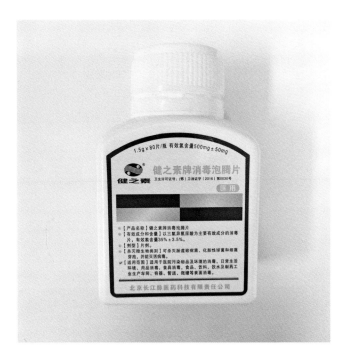

消毒片。

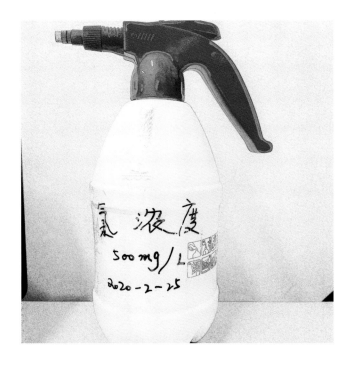

装有 500mg/L 含氯消毒液的喷壶。

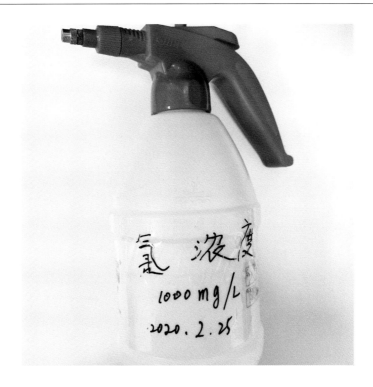

装有 1000mg/L 含氯消毒液的喷壶。

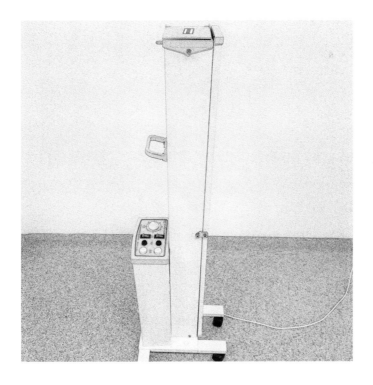

紫外线灯。

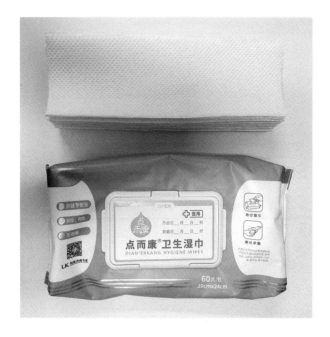

消毒湿巾，干纸巾。

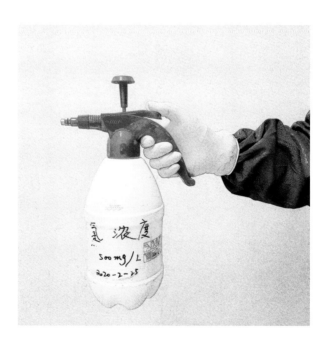

喷壶的持用方法。

注意事项：

① 切勿使用腐蚀性的清洗剂、溶剂、腐蚀性的去污剂以及腐蚀性的抛光剂。

② 务必及时除去液滴防止流淌至设备缝隙。

③ 设备消毒每天至少 4 次，如遇污染或疑似患者随时消毒。

一、床旁机消毒

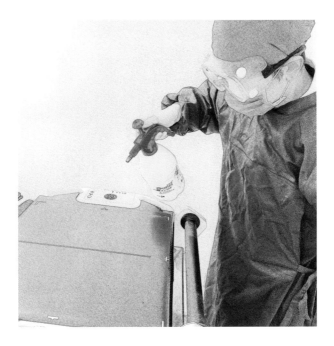

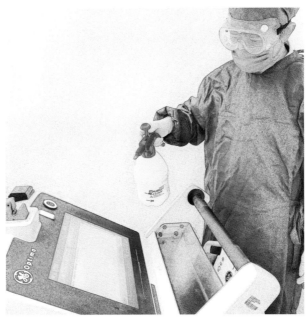

① 每做完一次检查，要常规用 500mg/L 的含氯消毒液（如遇发热患者要升级为 1000mg/L 的含氯消毒液）喷洒影像板及设备表面，喷洒后静置 30 分钟。如表面有肉眼可见污染物时，先使用一次性吸水材料完全清除污染物后，再进行消毒。

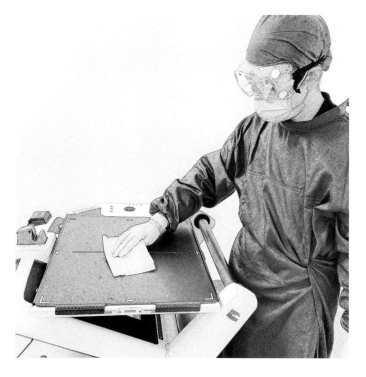

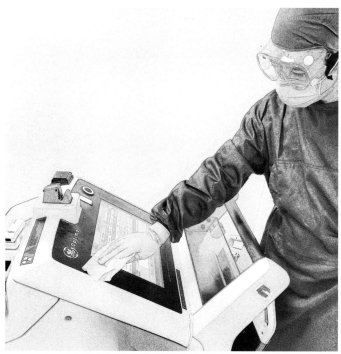

② 然后用一次性消毒湿巾擦拭清洁，最后用干纸巾擦拭干净。擦拭顺序，从相对清洁区到相对污染区。

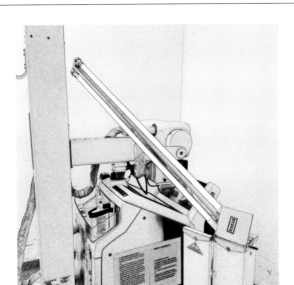

③ 在无人状态下，设备采用紫外线照射。标准是 1.5W/m^3，连续照射 30 分钟以上。而后开门和 / 或通风管道通风 10 分钟以上。

二、DR 机消毒

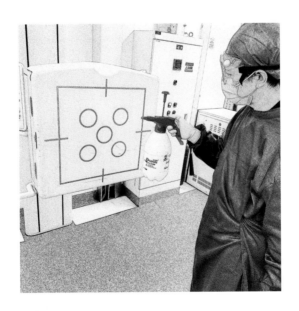

① 常规每做完一次检查要用 500mg/L 的含氯消毒液（如遇发热患者要升级为 1000mg/L 的含氯消毒液）喷洒影像板及设备表面，喷洒后静置 30 分钟。如表面有肉眼可见污染物时，先使用一次性吸水材料完全清除污染物后，再进行消毒。常规消毒 3～4 次 / 日。

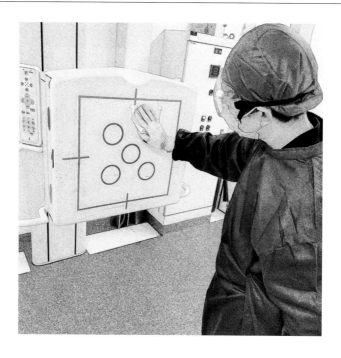

② 然后用一次性消毒湿巾擦拭清洁，最后用干纸巾擦拭干净。擦拭顺序，从相对清洁区到相对污染区。

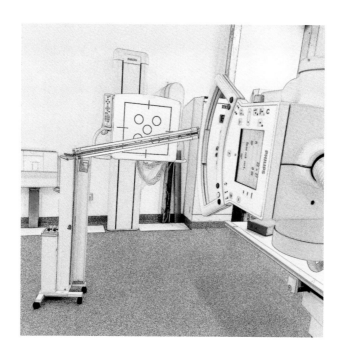

③ 在无人状态下，设备采用紫外线照射。标准是 1.5W/m³，连续照射 30 分钟以上。而后开门和 / 或通风管道通风 10 分钟以上。常规消毒 3～4 次 / 日。

注意：在日常操作中也可使用空气消毒机持续消毒。

三、CT 机消毒

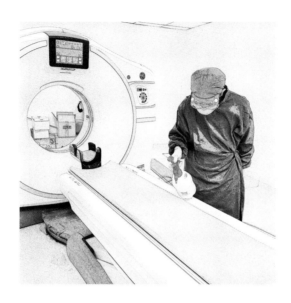

① 常规每做完一次检查要用 500mg/L 的含氯消毒液（如遇发热患者要升级为 1000mg/L 的含氯消毒液）从床尾至床头均匀喷洒扫描床表面，喷洒后静置 30 分钟。如表面有肉眼可见污染物时，先使用一次性吸水材料完全清除污染物后，再进行消毒。常规消毒 3～4 次 / 日。

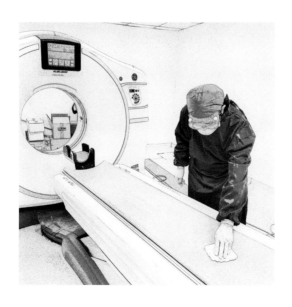

② 然后用一次性消毒湿巾擦拭清洁，最后用干纸巾擦拭干净。擦拭顺序，从相对清洁区到相对污染区。

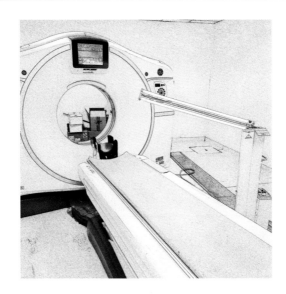

③ 在无人状态下，设备采用紫外线照射。标准是 $1.5W/m^3$，连续照射 30 分钟以上。而后开门和 / 或通风管道通风 10 分钟以上。常规消毒 3～4 次 / 日。

注意：在日常操作中也可使用空气消毒机持续消毒。

四、MRI 机消毒

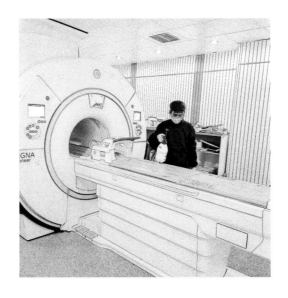

① 常规每做完一次检查要用 500mg/L 的含氯消毒液（如遇发热患者要升级为 1000mg/L 的含氯消毒液）从床尾至床头均匀喷洒扫描床表面，喷洒后静置 30 分钟。如表面有肉眼可见污染物时，先使用一次性吸水材料完全清除污染物后，再进行消毒。常规消毒 3～4 次 / 日。

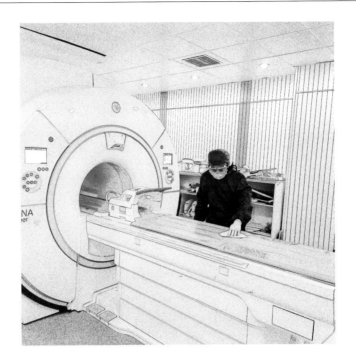

②　然后用一次性消毒湿巾擦拭清洁，最后用干纸巾擦拭干净。擦拭顺序，从相对清洁区到相对污染区。

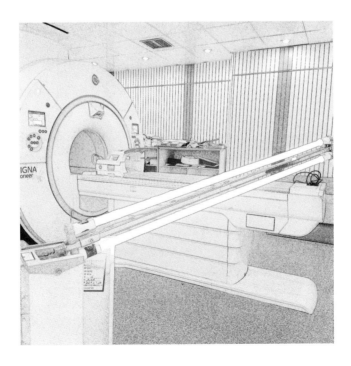

③　在无人状态下，设备采用紫外线照射。标准是 $1.5W/m^3$，连续照射 30 分钟以上。而后在有人看守的情况下开门和 / 或通风管道通风 10 分钟以上。

环境消毒篇

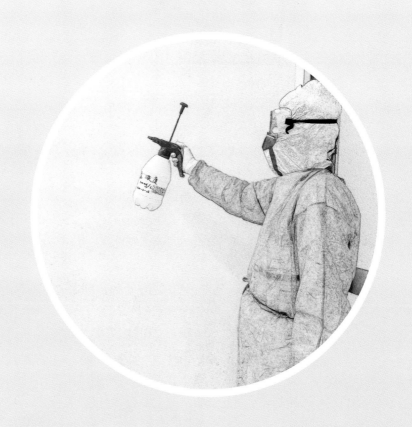

一、机房

1. 普通患者检查后消毒（技师常规采取二级防护措施）

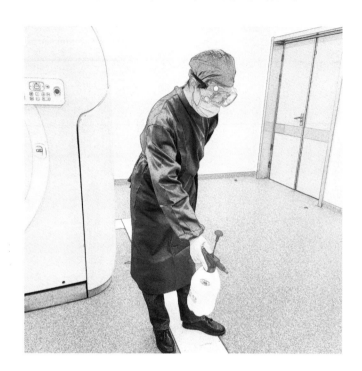

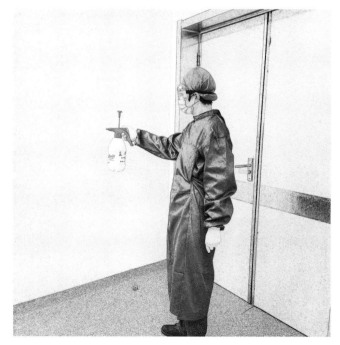

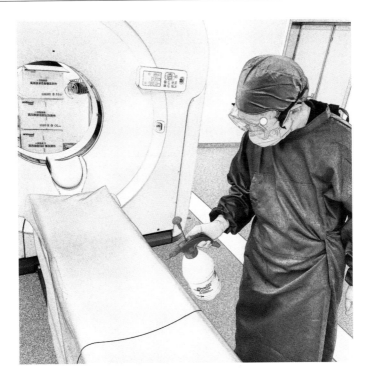

① 地面、墙面、检查床面及物体表面均匀喷洒 500mg/L 的含氯消毒液，作用 30 分钟。

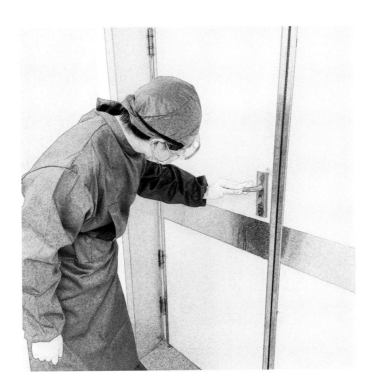

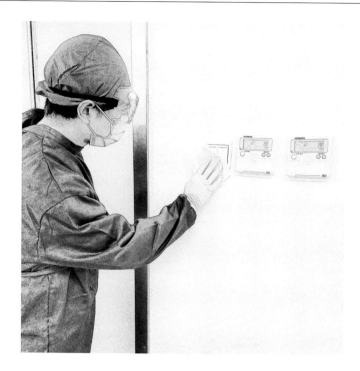

② 门把手及开关用 500mg/L 的含氯消毒液浸泡的毛巾擦拭，作用 30 分钟。

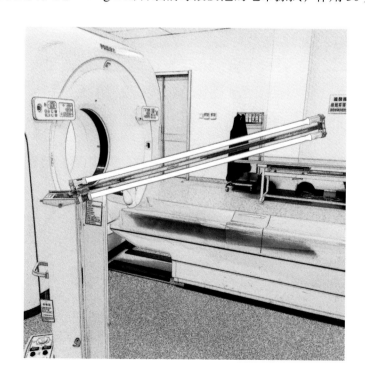

③ 在无人状态下，采用紫外线照射进行空气消毒，标准是 1.5W/m³，连续照射 30 分钟以上。

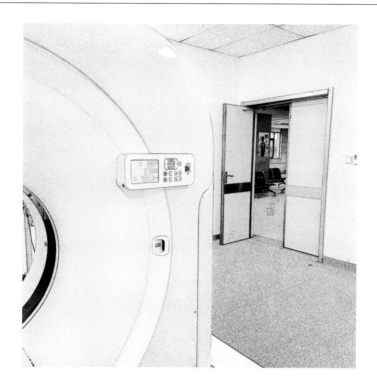

④ 而后开门、开窗通风。

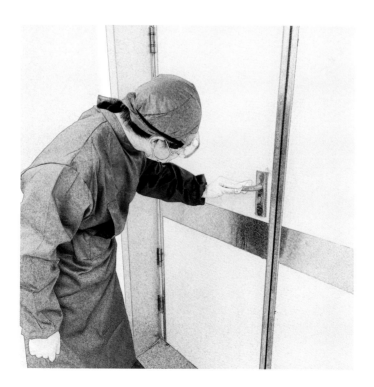

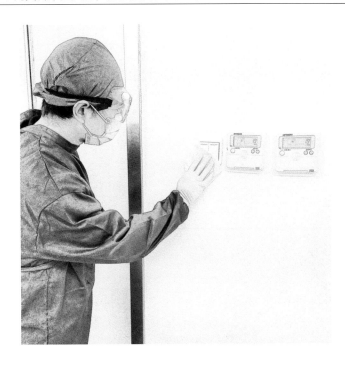

⑤ 通风 10 分钟后，门把手及开关用软布蘸取清水擦拭，再用干布或干纸巾擦干。

2. 疑似新冠肺炎的患者检查后消毒（技师常规采取三级防护措施）

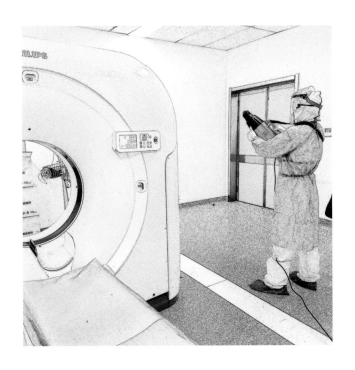

① 空气消毒：采用 3% 的过氧化氢消毒液，按照 20～30ml/m³ 进行气溶胶喷雾消毒（按照先上后下、先左后右、由里到外、先表面后空间的顺序喷雾）。

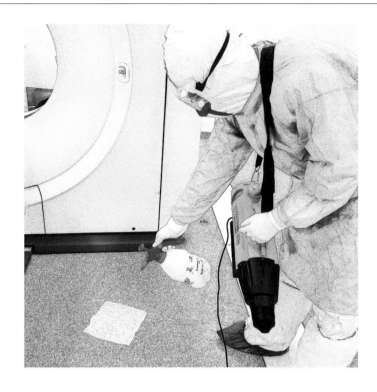

　　② 当地面有肉眼可见的污染物时：先用可吸附的纸巾盖住，再用 5000mg/L 的含氯消毒液对其充分喷洒，机房密闭 30 分钟。

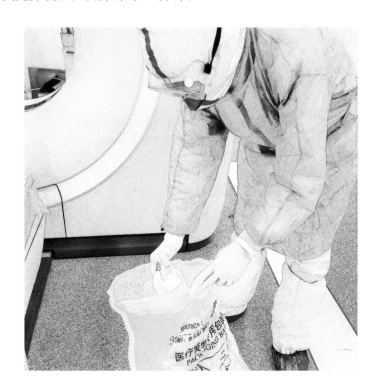

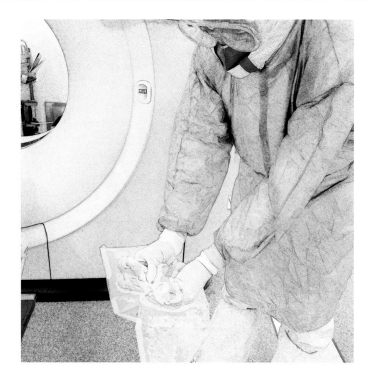

③ 30 分钟后，将地面污染物彻底清除并放入黄色垃圾袋，鹅颈式封口，按新冠肺炎的垃圾处理原则进行处理。

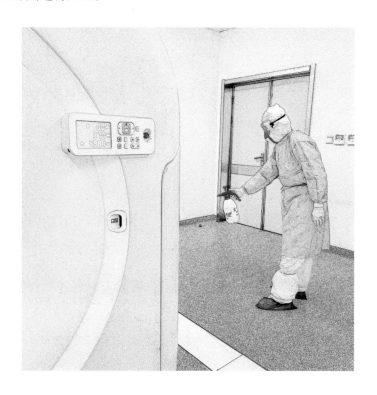

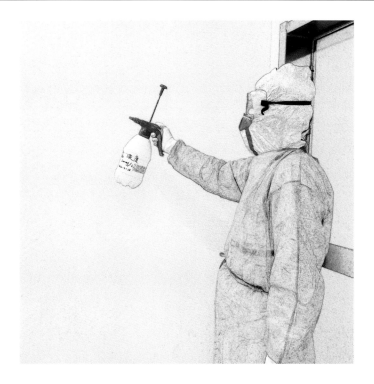

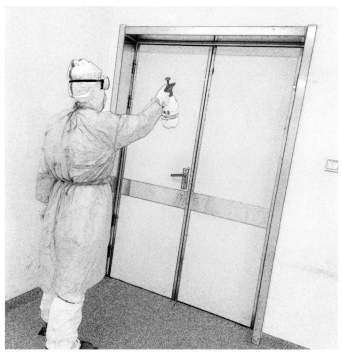

④ 地面、墙面及桌面等物体表面用 1000mg/L 的含氯消毒液均匀喷洒，喷洒量为 200ml/m²，先由外向内喷洒一次，再由内向外进喷洒一次。

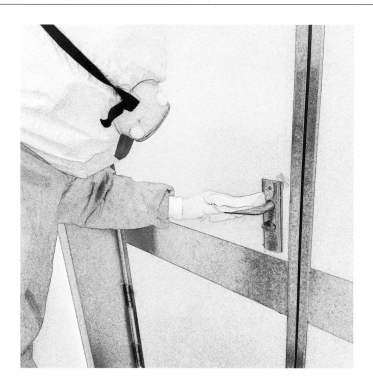

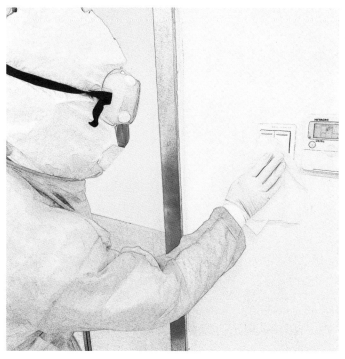

⑤门把手及开关等物体表面用 1000mg/L 的含氯消毒液浸泡过的软布均匀擦拭。

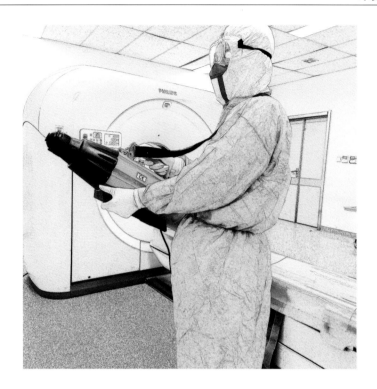

⑥ 再次对空气采用 3% 的过氧化氢消毒液，按照 20～30ml/m³ 进行气溶胶喷雾（按照先上后下、先左后右、由里到外、先表面后空间的顺序喷雾），密闭 30 分钟。

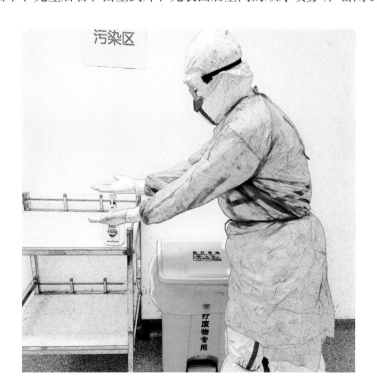

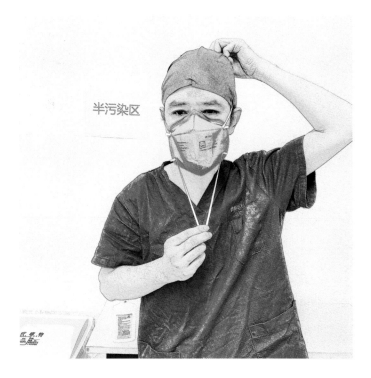

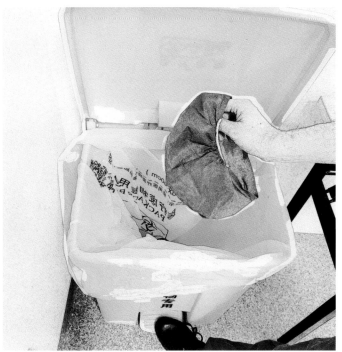

⑦ 手卫生后依次脱去防护用品。

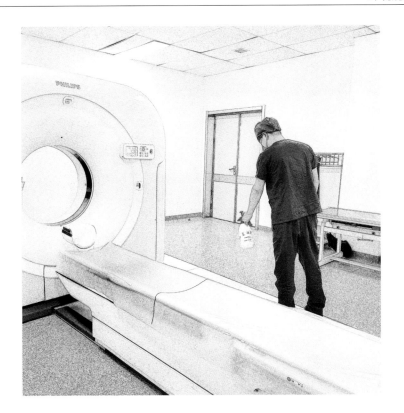

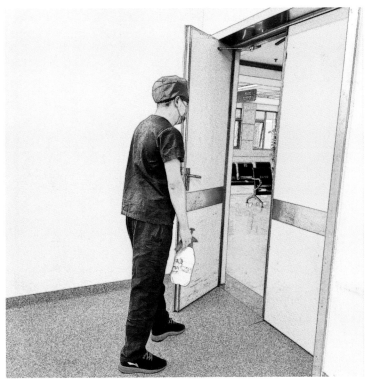

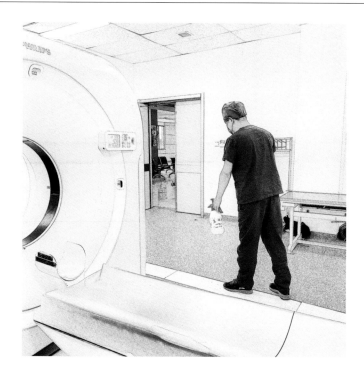

⑧ 再次对地面用 1000mg/L 的含氯消毒液均匀喷洒，喷洒量为 200ml/m²，先由外向内喷洒一次，并打开机房门，之后再由内向外喷洒一次。

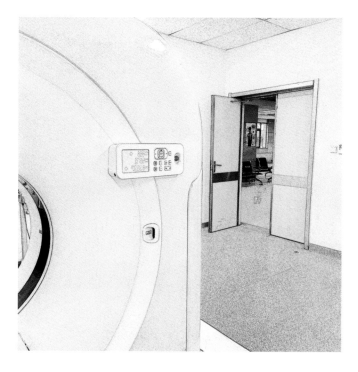

⑨ 开门通风 10 分钟。

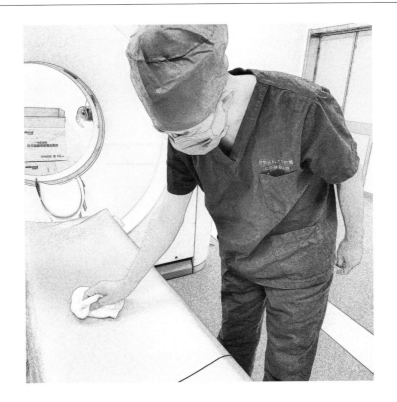

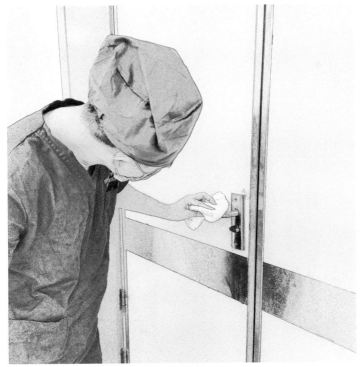

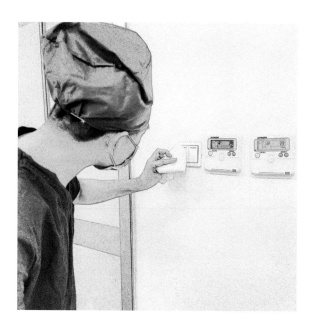

⑩ 通风 10 分钟后，将检查床面、门把手及开关等物体表面用软布蘸取清水擦拭，再用干布或干纸巾擦干。

二、操作间

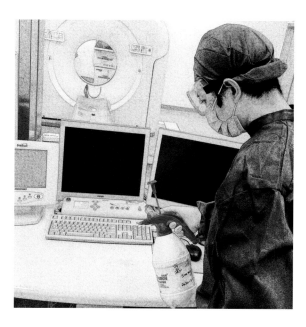

① 操作台喷洒 500mg/L 的含氯消毒液，作用 30 分钟。

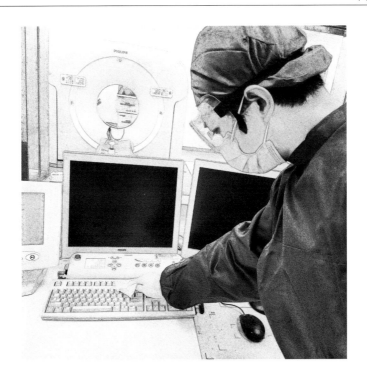

②　显示屏、键盘及门把手等物体表面用 500mg/L 的含氯消毒液浸泡过的软布均匀擦拭。

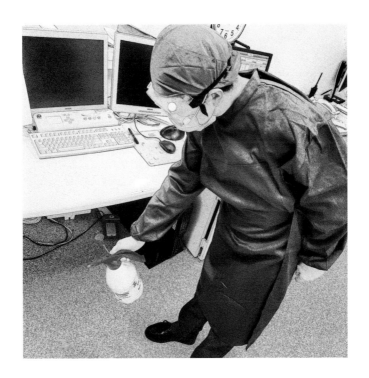

③　操作间地面均匀喷洒 500mg/L 的含氯消毒液。

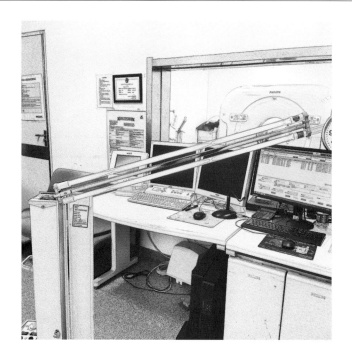

④ 在无人状态下采用紫外线照射进行空气消毒，标准是 1.5W/m³，覆盖整个操作间，密闭房间，连续照射 30 分钟以上，然后开门通风。

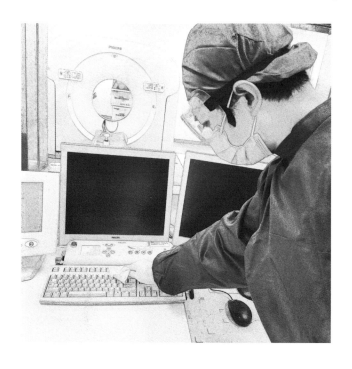

⑤ 通风 10 分钟后，显示屏、键盘及门把手等物体表面用软布蘸取清水擦拭，再用干布或干纸巾擦干。

三、登记室

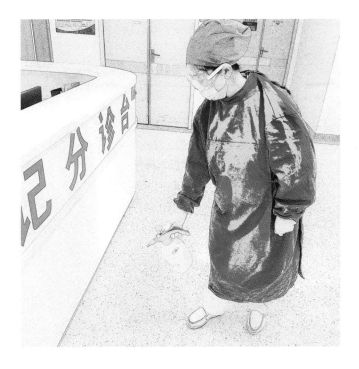

① 地面均匀喷洒 500mg/L 的含氯消毒液，作用 30 分钟。

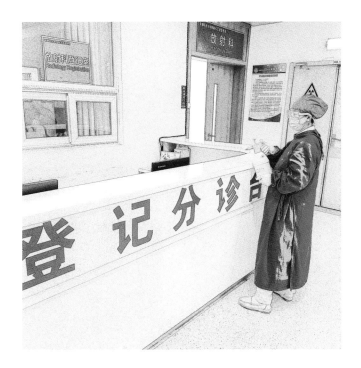

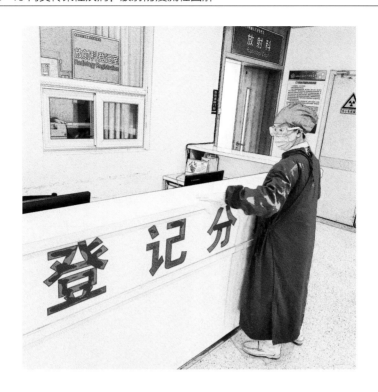

② 分诊台使用 500mg/L 的含氯消毒液喷洒，作用 30 分钟后，用蘸取清水的软布擦拭，再用干布或干纸巾擦干。

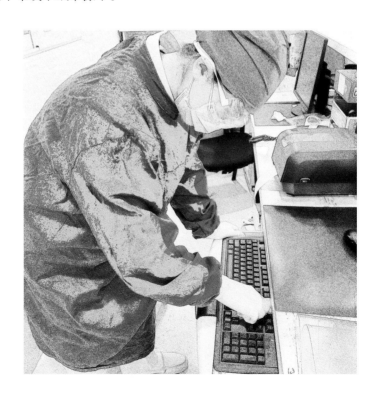

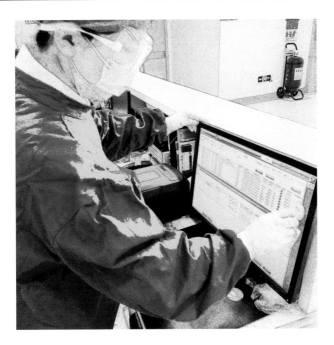

③ 显示屏及键盘使用 500mg/L 的含氯消毒液擦拭，作用 30 分钟后，用蘸取清水的软布擦拭，再用干布或干纸巾擦干。

四、治疗室

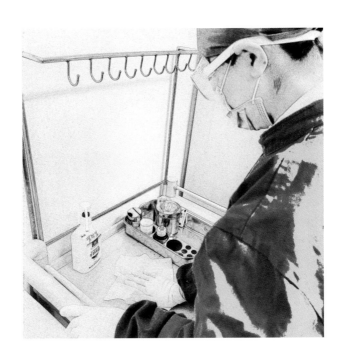

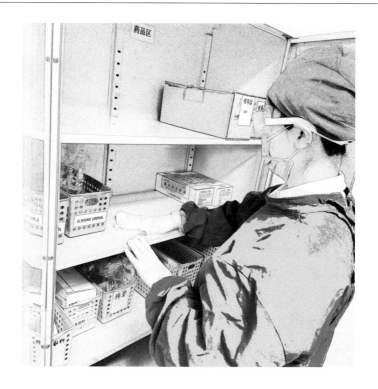

① 治疗车、器械柜及物体表面用 500mg/L 的含氯消毒液擦拭。

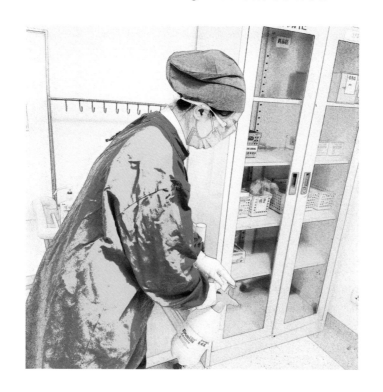

② 地面均匀喷洒 500mg/L 的含氯消毒液。

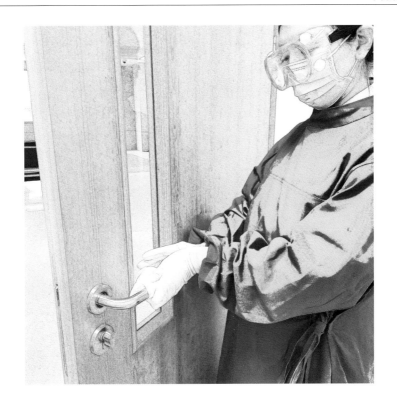

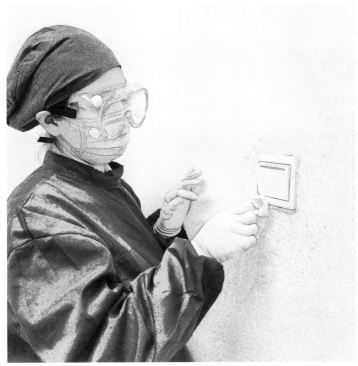

③门把手和开关用 500mg/L 的含氯消毒液擦拭。

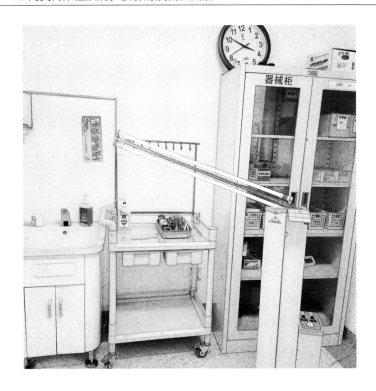

④ 在无人状态下采用紫外线照射进行空气消毒，标准是 1.5W/m^3，密闭房间、连续照射 30 分钟以上，然后开门通风。

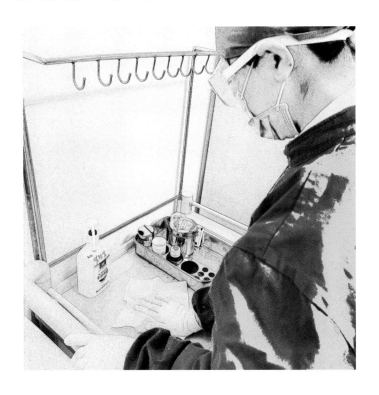

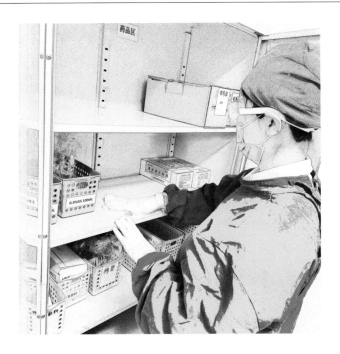

　　⑤ 通风 10 分钟后，治疗车、器械柜及物体表面用蘸取清水的软布擦拭，再用干布或干纸巾擦干。

五、候诊区

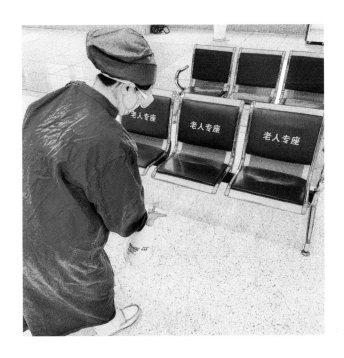

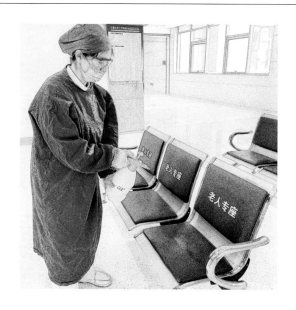

地面及座椅均匀喷洒 500mg/L 的含氯消毒液，作用 30 分钟后，用蘸取清水的软布擦拭，再用干布擦干。

注：一般情况下，午休及晚间无患者时各消毒一次；如果有疑似患者候诊后，应立即将其他候诊患者转移，然后用 1000mg/L 的含氯消毒液进行地面及座椅喷洒消毒。

六、走廊

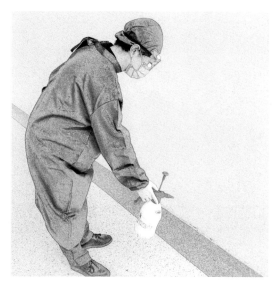

① 在无人状态下，向地面均匀喷洒 500mg/L 的含氯消毒液；如有流行病学接触史的发热患者通过，改为喷洒 1000mg/L 的含氯消毒液，作用 30 分钟以上。

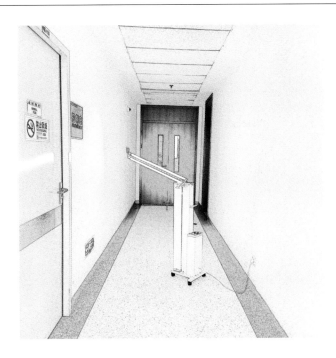

② 在无人状态下采用紫外线照射进行空气消毒，标准是 1.5W/m³，连续照射 30 分钟以上。

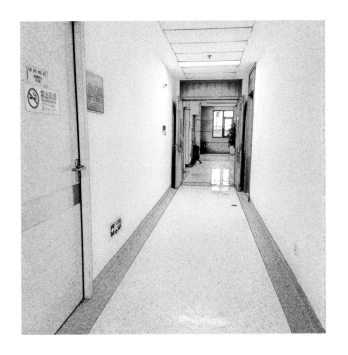

③ 通风 10 分钟。

注：如仅有普通患者通过，仅需晚间消毒一次，如有疑似患者通过，检查结束后立即进行消毒。

七、医生办公室

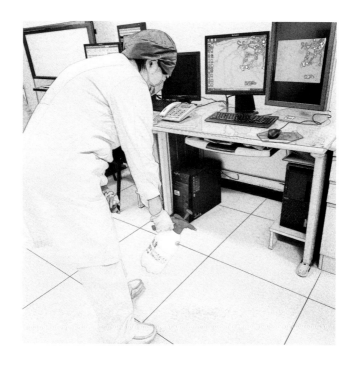

① 地面用 500mg/L 的含氯消毒液均匀喷洒。

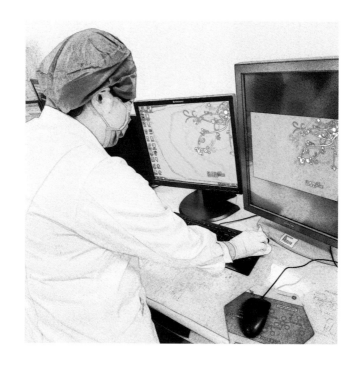

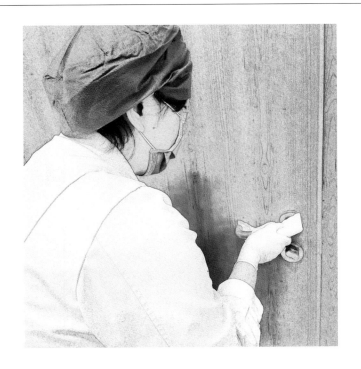

② 办公桌、电脑及键盘、门把手等物体表面用 500mg/L 的含氯消毒液浸泡的软布擦拭。

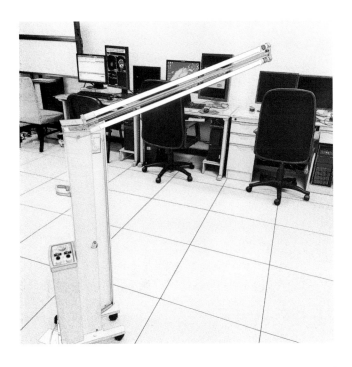

③ 在无人状态下采用紫外线照射进行空气消毒，标准是 $1.5W/m^3$，密闭房间、连续照射 30 分钟以上，然后开门、开窗通风。

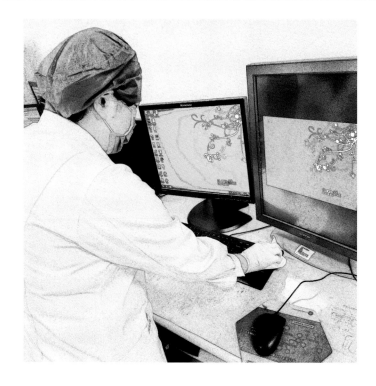

④ 通风完成后，显示屏、键盘等物体表面用蘸取清水的软布擦拭，然后用干纸巾擦干。

污染物处理篇

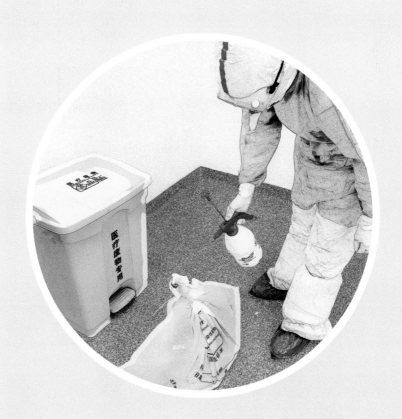

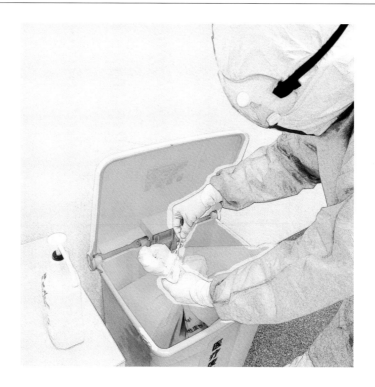

① 将垃圾装入黄色垃圾袋，鹅颈式封口。

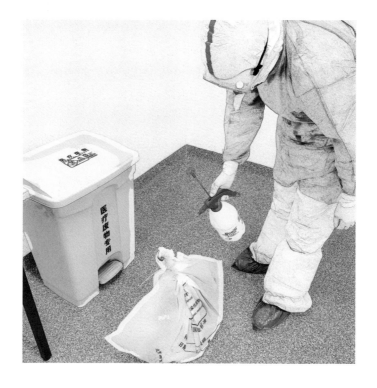

② 均匀喷洒 1000～2000mg/L 的含氯消毒液。

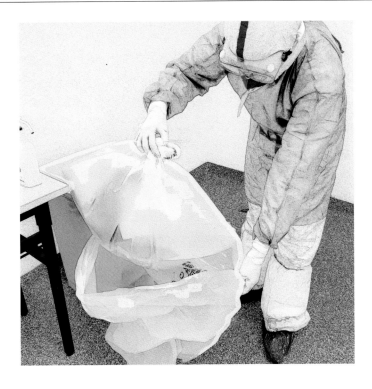

③ 再装入一个黄色垃圾袋。

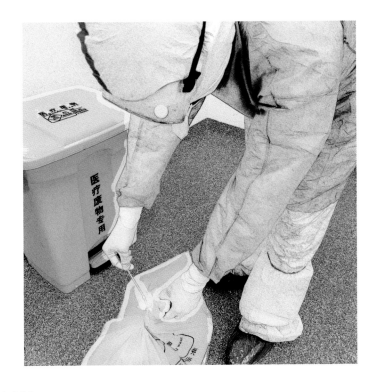

④ 鹅颈式封口。

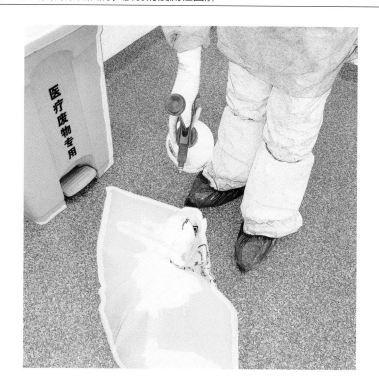

⑤ 均匀喷洒 1000～2000mg/L 的含氯消毒液。

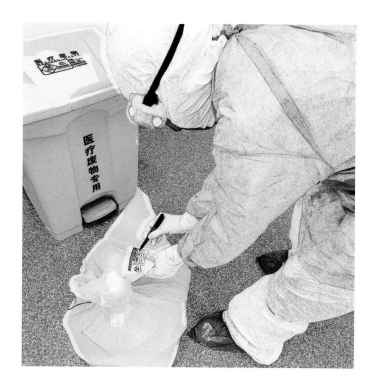

⑥ 贴上标签，标明科室、日期、新冠或疑似。

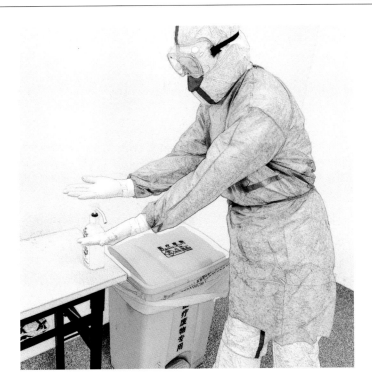

⑦ 进行手卫生。

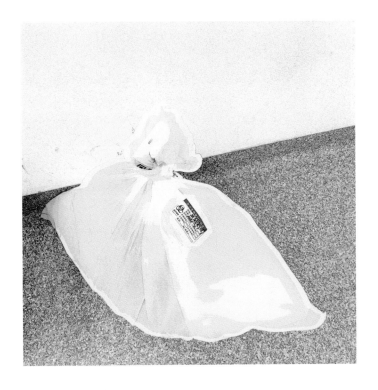

⑧ 通知相关人员及时取走。

参 考 文 献

何志芳，李玲．放射科应对新型冠状病毒感染疫情期间病人检查流程及医务人员防护［J］．护理研究，
　　2020，34（3）．

陈妮，魏薇萍，郁秀华，等．综合性医院急诊科抢救室患者流量的现状调查与分析［J］．护理管理杂
　　志，2016，16（5）：341-342.

新型冠状病毒（2019-nCoV）感染的肺炎诊疗快速建议指南（完整版）［J］．医学新知，2020，30（1）．

王卫国，胡姮，宋璐，等．不典型新型冠状病毒（2019-nCoV）感染的肺炎影像学表现及诊断：14 例
　　分析［J］．医学新知，2020，30（1）：7-9.

管汉雄，等．武汉 2019 新型冠状病毒（2019-nCoV）肺炎临床影像学特征［J］．放射学实践，2020，
　　"武汉 2019 新型冠状病毒肺炎"特稿．

李宏军，刘强，徐海波，等．新型冠状病毒肺炎影像学诊断指南．2020 年．

张敬玲，郭倩雯，张敏，等．传染病专科医院急诊科护士职业防护认知情况调查及对策［J］．卫生职
　　业教育，2018，36（21）：114-115.

周旺．新型冠状病毒感染肺炎预防手册［M］．武汉：湖北科学技术出版社，2020.

国家卫健委．新型冠状病毒感染的肺炎诊疗方案［EB/OL］．2020-01-28.

医疗废物管理条例［EB/OL．］.2020-01-28.

新型冠状病毒（2019-nCoV）感染肺炎放射检查方案与感染防控专家共识（第一版）中华医学会影像
　　技术分会，2020.02.02［M］．

北京市新型冠状病毒感染的肺炎医务人员防护指南［M］．北京市卫生健康委员会，2020.02.03.

Li L, Zhang YY, et al. Lung CT image of a confirmed case of the 2019 novel coronal virus (2019-nCoV)
　　infected pneumonia (with differential diagnosis of the SARS)[J]. New Med, 2020, 30(1): 4-6.

注：穿脱隔离衣标准来源于北京市地坛医院《穿脱隔离衣培训》视频。

附：放射科面对疫情的工作部署

战争的双方，无论败者还是胜者，都将付出巨大的代价。只有实力强大、具有坚强后盾的一方，才能取得最后的胜利。因此，我们面对战争，必须要有策略和谋略。

放射科面对疫情的策略是统一指挥。

面对突如其来的疫情，最忌惮的是六神无主，多头指挥。心里没底，军心不稳，精力本来就容易耗散，如果政从多出，不知听谁，或者同一个政令从多部门发出，让大家频繁做着同一件事情，严重消耗自己的实力，历来不是智者之所为。统一指挥还体现在全科一盘棋，将科内的人力、物力和财力根据疫情精准分配，最大限度保存实力，不要出现一丝一毫的浪费。另外，还主张信息一张嘴，宣传、发布消息由指定人员负责，其他人员不能随意乱讲。

有了这些策略做保障，还必须采用一些谋略。

大敌当前，只有一个共同的目标就是如何战胜强敌。这就要求领导者进行明智的选择，何谓明智的选择，老子曰："知人者智，自知者明。"不要抱怨任何主客观条件，只能是按照现有条件，应用智慧判断，谋划一些切实可行的方法，既能巧妙地战胜敌人，又能把自己的损失降低到最小。切忌人云亦云，个人英雄主义，"怒而行师，愠而致战"自古以来都是兵家之大忌。

围绕抗疫，谋划好分内的局部工作，就是对大局的大力支持。

鉴于此，放射科调整日常工作，将人员、设备和工作流程做了重新部署。

首先，对放射科检查区域进行严格划分。接诊区分为第一分诊区、第二分诊区和候诊区。第一分诊区为患者测体温，进行流行病学调查，进一步核实患者是否具有感染的可能性。尽可能确保安全之后，进入第二分诊区，进行登录和检查前准备。最后患者进入候诊区，等候检查。检查区域分为污染区、相对污染区和清洁区，患者进入的检查室为污染区，技师操作间为相对污染区，医师工作办公室为清洁区。各就其位，各司其职，不得相互串岗。

其次，对检查设备进行划分。康复医院没有发热门诊，感染的风险相对较低，但不能完全避免。从患者来检查的风险度考虑，门诊患者流动性大，接触范围广，存在的风险度较大；而康复住院患者则风险相对较小。因此，将 X 线检查设备、CT 和 MRI 一分为二，分区对门诊患者和住院患者进行检查，尽可能减小交叉感染的概率。

科室人员由科主任统一调配，根据医院下达的任务以及疫情工作的需要，合理分配。实行轮班制，有效保存人员体力，更好地应对疫情防控工作，且时刻待命为奔赴疫情第一线储备坚强力量。

最后，在医院领导及医务部的大力支持下，还对工作流程做了调整。住院发热患者统一集中在下午下班后检查，提前电话通知，做好防护，设立单独通道，检查后消毒通风。如果检查过程中发现疑似患者，先通知保卫科，拉设临时警戒隔离区，疏散无关人员；电话通知医务科、防感控，听候指示；以危急值流程报告主诊医生。

　　放射科主任为第一责任人，进行专人分区、分岗负责。打赢抗疫的胜利，只能坚守，没有任何条件和理由。